全国医药职业教育药学类专业特色教材

（供药学类、食品药品类及相关专业用）

制药设备使用与维护实训

主　编　刘应杰　韦丽佳　江尚飞

主　审　杨宗发　何　静

副主编　林凤云　邱妍川　张天竹

编　者　（以姓氏笔画为序）

马　漱（重庆医药高等专科学校）

王　双（重庆医药高等专科学校）

韦丽佳（重庆医药高等专科学校）

邓才彬（重庆医药高等专科学校）

刘　巧（重庆医药高等专科学校）

刘　阳（重庆医药高等专科学校）

刘艺萍（重庆医药高等专科学校）

刘应杰（重庆医药高等专科学校）

江尚飞（重庆医药高等专科学校）

巫映禾（重庆医药高等专科学校）

李思平（重庆华邦制药股份有限公司）

吴灵静（四川科伦药物研究院）

邱妍川（重庆医药高等专科学校）

张天竹（重庆医药高等专科学校）

张慧梅（重庆医药高等专科学校）

陈　彪（四川科伦药业股份有限公司）

林凤云（重庆医药高等专科学校）

蒋　猛（西南药业股份有限公司）

曾　俊（重庆医药高等专科学校）

谢　阳（重庆医药高等专科学校）

中国健康传媒集团

中国医药科技出版社

内 容 提 要

　　本教材是"全国医药职业教育药学类专业特色教材"之一，根据制药生产职业岗位群的知识、能力、素质要求和国家职业技能的考核标准编写而成，内容包括制药设备使用与操作 6 个部分、19 个实训项目，将认识设备、操作设备与维护设备等相关内容紧密相连，具有较强的实践性，目的在于强化学生的实践动手能力，使学生具有胜任制药设备使用与维护相关生产岗位的操作技能与必备知识。本教材主要供全国高等职业院校药学类、食品药品类及相关专业教学使用，也可供从事制药设备使用与维护相关工作的人员参考。

图书在版编目（CIP）数据

制药设备使用与维护实训 / 刘应杰，韦丽佳，江尚飞主编 . —北京：中国医药科技出版社，2018.9

全国医药职业教育药学类专业特色教材

ISBN 978-7-5214-0424-1

Ⅰ . ①制… 　Ⅱ . ①刘… ②韦… ③江… 　Ⅲ . ①制药工业－化工设备－高等职业教育－教材 　Ⅳ . ①TQ460.3

中国版本图书馆 CIP 数据核字（2018）第 205629 号

美术编辑　陈君杞

版式设计　南博文化

出版　**中国健康传媒集团** | 中国医药科技出版社

地址　北京市海淀区文慧园北路甲 22 号

邮编　100082

电话　发行：010-62227427　邮购：010-62236938

网址　www.cmstp.com

规格　787×1092mm $^1/_{16}$

印张　11 $^3/_4$

字数　188 千字

版次　2018 年 9 月第 1 版

印次　2024 年 1 月第 3 次印刷

印刷　大厂回族自治县彩虹印刷有限公司

经销　全国各地新华书店

书号　ISBN 978-7-5214-0424-1

定价　**30.00 元**

获取新书信息、投稿、为图书纠错，请扫码联系我们。

前　言

　　为了更好地满足我国高职高专医药院校药学类、食品药品类及相关专业人才培养需求，在职业教育中建立"教学工厂"，进行与企业一致的"情境"现场教学，尽可能满足各岗位的需求，充分培养学生使用和维护药物制剂设备的能力而编写了本教材。

　　本教材是"全国医药职业教育药学类专业特色教材"之一，将认识设备、操作设备与维护设备等相关内容紧密相连，具有较强的综合性和实践性。本教材是根据药学类、食品药品类及相关专业面向的生产岗位群的知识、能力、素质要求和国家职业技能的考核标准编写而成，内容包括6个部分（19个实训项目），即药物制剂设备基础知识、固体制剂设备使用与操作、液体制剂设备使用与操作、其他剂型制剂设备使用与操作、中药制药生产设备使用与维护、生物反应器设备。其目的在于强化学生实践动手能力，实现教学活动、教学内容与职业要求相一致，使学生具有胜任药物制剂生产岗位的操作技能与必备知识。

　　本教材的编写分工如下：江尚飞、蒋猛、李思平编写了实训一"制药车间设计与布局"、实训二"制药设备的GMP管理"、实训十二"冷冻干燥粉针剂生产设备"、实训十三"口服液体制剂生产设备"的内容，林凤云编写了实训三"散剂生产设备"的内容，邱妍川编写了实训四"颗粒剂生产设备"的内容，刘阳编写了实训五"硬胶囊剂生产设备"的内容，马潋编写了实训六"片剂生产设备"的内容，刘艺萍编写了实训七"丸剂生产设备"的内容，韦丽佳编写了实训八"制水生产设备"、实训九"灭菌生产设备"的内容，张天竹编写了实训十"小容量注射剂生产设备"的内容，曾俊编写了实训十一"大容量注射剂生产设备"的内容,谢阳编写了实训十五"栓剂生产设备"的内容,张慧梅、邓才彬编写了实训十四"软膏剂生产设备"的内容,王双、巫映禾编写了实训十六"膜剂生产设备"的内容,刘巧、陈彪编写了实训十七"气雾剂灌装生产设备"的内容,刘应杰、吴灵静编写了实训十八"多功能中药提取罐"、实训十九"生物反应器设备"的内容。

由于编者能力有限、经验不足,加之成稿时间仓促,书中难免会有疏漏,敬请读者和同仁批评指正。

编　者

2018年2月

目 录

|第一部分|药物制剂设备基础知识 ………………………………… 1

　实训一　制药车间设计与布局 ……………………… 2

　实训二　制药设备的GMP管理 …………………………… 6

|第二部分|固体制剂设备使用与操作 ……………………… 9

　实训三　散剂生产设备 ……………………………… 10

　　任务3-1　粉碎设备 ………………………………… 10

　　任务3-2　过筛设备 ………………………………… 16

　　任务3-3　混合设备 ………………………………… 21

　实训四　颗粒剂生产设备 …………………………… 25

　　任务4-1　湿法制粒设备 …………………………… 25

　　任务4-2　干法制粒设备 …………………………… 28

　　任务4-3　干燥设备 ………………………………… 32

　实训五　硬胶囊剂生产设备 ………………………… 39

　　任务5-1　胶囊充填设备 …………………………… 39

　　任务5-2　软胶囊剂成型设备 ……………………… 45

　实训六　片剂生产设备 ……………………………… 53

　　任务6-1　旋转式压片机 …………………………… 53

　　任务6-2　包衣设备 ………………………………… 60

　实训七　丸剂生产设备 ……………………………… 64

　　任务7-1　中药制丸机 ……………………………… 64

　　任务7-2　滴丸机 ································· 67
　　任务7-3　微丸制备设备 ··················· 72

|第三部分|液体制剂设备使用与操作 ··············· 77

实训八　制水生产设备 ······················· 78
　　任务8-1　纯化水生产设备 ··············· 78
　　任务8-2　注射用水生产设备 ··········· 84

实训九　灭菌生产设备 ······················· 91
　　任务9-1　干热灭菌设备 ··················· 91
　　任务9-2　湿热灭菌设备 ··················· 95

实训十　小容量注射剂生产设备 ········· 99
　　任务10-1　配液设备 ······················· 99
　　任务10-2　洗瓶设备 ····················· 103
　　任务10-3　氢氧发生器 ················· 107
　　任务10-4　灌封设备 ····················· 110
　　任务10-5　灯检设备 ····················· 117
　　任务10-6　印字设备 ····················· 119

实训十一　大容量注射剂生产设备 ··· 124
实训十二　冷冻干燥粉针剂生产设备 ·· 129
实训十三　口服液体制剂生产设备 ··· 133

|第四部分|其他剂型制剂设备使用与维护 ········· 137

实训十四　软膏剂生产设备 ··············· 138
　　任务14-1　配制设备 ····················· 138
　　任务14-2　软膏灌装设备 ··············· 142

实训十五　栓剂生产设备 ··················· 150
实训十六　膜剂生产设备 ··················· 156
实训十七　气雾剂灌装生产设备 ······· 161

| 第五部分 | 中药制药生产设备使用与维护 | 169 |

实训十八　多功能中药提取罐 …………………………………………………… 170

| 第六部分 | 生物制药生产设备使用与维护 | 175 |

实训十九　生物反应器设备 ………………………………………………………… 176

第一部分

药物制剂设备基础知识

实训一　制药车间设计与布局

【实训目的】

1. 掌握正确进出制药车间和更换洁净服的程序。
2. 了解制药车间洁净区的划分。

【设备、材料和工具】

连体式/分体式洁净服、鞋套、拖鞋、洁净鞋。

【实训内容】

一、正确进出制药车间程序

1. **放杂物**　进入一般生产区更衣室前，先将雨具等杂物放置于指定位置的雨具架上。

2. **更鞋**　所有进入一股生产区的工作人员，在门厅更换工作鞋，将换下的鞋放入外侧鞋柜，从里侧鞋柜取出干净的工作鞋换上。进入一般生产区更衣室，关好门。

3. **更衣**　脱下外衣，将外衣整齐地放入更衣柜内，按从上到下的顺序更换一般工作服。在更衣镜前检查整理工作服，头发应全部放入工作帽内。

4. **清洁手部**　在洗手池处用洗手液洗手，并用水反复冲洗至干净，伸手到电热烘手机下 8~10cm 处，烘干为止。

5. **进入生产区**　做好上述工作后进入一般生产区操作室。

6. **离开生产区**　离开一般生产区时，按进入时的逆向顺序更衣，将工作服、帽、鞋换下，分别放入自己的衣柜、鞋柜内；离开生产区。

二、正确更换洁净服程序

1. 用饮用水对手部进行清洁，用洗手液反复搓洗至手腕上 5cm 处。应注意对指缝、指甲缝、手背、掌纹等处加强搓洗。饮用水冲洗约 30 秒，清洗完成后应轻轻甩落手上的水滴，将手伸向自动烘手器，充分烘干手部，烘干时应把手平放且一起慢慢翻转，最后让双手在感应式消毒器（内装75%乙醇）下喷淋消毒15秒（若戴眼镜，同时将眼镜喷淋消毒15秒）。

2．进入穿衣间，打开相对应的柜子，取出洁净衣袋。

3．从衣袋中取出连体洁净服，由衣领内侧将它拎起举高，确保洁净服的外表面不接触身体和其他任何物品，先拉开拉链，不要碰到拉链头以外的其他部位。

4．将一只手伸到洁净服里面，抓住内表面恰当的位置，另一只手也抓住内表面相应位置，然后把衣服上半部分翻出，双手调整外衣到合适的穿着高度。下垂的衣领高度和裤管下端平齐，保证洁净服不会在穿着时碰到地面。

5．注意将一条腿穿过裤管，双手不要松开，穿上一只裤管以后松开穿好裤管一侧的手，抓住裤裆中缝并上提，然后将另外一条腿穿过另一只裤管。

6．双手将洁净服上提，先找到一只袖管，把手伸入，然后找到另外一只袖管并把手伸入，身体前倾，双手前伸并稍稍用力，当把外衣拉到肩部时，将双手穿过袖口。

7．对着镜子，顺着洁净服内表面调整洁净服，调整过程中手部不要碰到洁净服的外表面。自下往上拉拢拉链。然后扣好洁净服领部。

8．取出口罩，手只能接触口罩的系带，确定口罩的内外表面，戴好口罩。

9．进入缓冲间，对手消毒后进入洁净工作区。

三、《药品生产质量管理规范（2010年修订）》中有关厂房、生产区的规定

第四十六条　为降低污染和交叉污染的风险，厂房、生产设施和设备应当根据所生产药品的特性、工艺流程及相应洁净度级别要求合理设计、布局和使用，并符合下列要求：

（一）应当综合考虑药品的特性、工艺和预定用途等因素，确定厂房、生产设施和设备多产品共用的可行性，并有相应评估报告；

（二）生产特殊性质的药品，如高致敏性药品（如青霉素类）或生物制品（如卡介苗或其他用活性微生物制备而成的药品），必须采用专用和独立的厂房、生产设施和设备。青霉素类药品产尘量大的操作区域应当保持相对负压，排至室外的废气应当经过净化处理并符合要求，排风口应当远离其他空气净化系统的进风口；

（三）生产 β-内酰胺结构类药品、性激素类避孕药品必须使用专用设施（如独立的空气净化系统）和设备，并与其他药品生产区严格分开；

（四）生产某些激素类、细胞毒性类、高活性化学药品应当使用专用设施（如独立

的空气净化系统）和设备；特殊情况下，如采取特别防护措施并经过必要的验证，上述药品制剂则可通过阶段性生产方式共用同一生产设施和设备；

（五）用于上述第（二）、（三）、（四）项的空气净化系统，其排风应当经过净化处理；

（六）药品生产厂房不得用于生产对药品质量有不利影响的非药用产品。

第四十七条　生产区和贮存区应当有足够的空间，确保有序地存放设备、物料、中间产品、待包装产品和成品，避免不同产品或物料的混淆、交叉污染，避免生产或质量控制操作发生遗漏或差错。

第四十八条　应当根据药品品种、生产操作要求及外部环境状况等配置空调净化系统，使生产区有效通风，并有温度、湿度控制和空气净化过滤，保证药品的生产环境符合要求。

洁净区与非洁净区之间、不同级别洁净区之间的压差应当不低于10Pa。必要时，相同洁净度级别的不同功能区域（操作间）之间也应当保持适当的压差梯度。

口服液体和固体制剂、腔道用药（含直肠用药）、表皮外用药品等非无菌制剂生产的暴露工序区域及其直接接触药品的包装材料最终处理的暴露工序区域，应当参照"无菌药品"附录中D级洁净区的要求设置，企业可根据产品的标准和特性对该区域采取适当的微生物监控措施。

第四十九条　洁净区的内表面（墙壁、地面、天棚）应当平整光滑、无裂缝、接口严密、无颗粒物脱落，避免积尘，便于有效清洁，必要时应当进行消毒。

第五十条　各种管道、照明设施、风口和其他公用设施的设计和安装应当避免出现不易清洁的部位，应当尽可能在生产区外部对其进行维护。

第五十一条　排水设施应当大小适宜，并安装防止倒灌的装置。应当尽可能避免明沟排水；不可避免时，明沟宜浅，以方便清洁和消毒。

第五十二条　制剂的原辅料称量通常应当在专门设计的称量室内进行。

第五十三条　产尘操作间（如干燥物料或产品的取样、称量、混合、包装等操作间）应当保持相对负压或采取专门的措施，防止粉尘扩散、避免交叉污染并便于清洁。

第五十四条　用于药品包装的厂房或区域应当合理设计和布局，以避免混淆或交叉污染。如同一区域内有数条包装线，应当有隔离措施。

第五十五条　生产区应当有适度的照明，目视操作区域的照明应当满足操作要求。

第五十六条　生产区内可设中间控制区域，但中间控制操作不得给药品带来质量风险。

【工序操作考核】

进出车间考核标准，详见表1-1。

表1-1　进出车间考核标准

项目	技能要求	分值	自评	组评	教师评价
		考核得分			
进出制药车间	按程序正确进出制药车间	20			
更换洁净服	1. 正确洗手	60			
	2. 正确穿戴洁净服				
安全	听从教师指挥、安排	10			
其他	正确回答常见的问题	10			
合计		100			

实训二　制药设备的GMP管理

【实训目的】

1. 掌握GMP对制药设备的要求；制药设备标志管理相关知识。
2. 了解设备标准操作规程。

【设备、材料和工具】

车间管理文件、设备运行标志牌。

【实训内容】

一、《药品生产质量管理规范（2010年修订）》中有关制药设备的规定

第七十一条　设备的设计、选型、安装、改造和维护必须符合预定用途，应当尽可能降低产生污染、交叉污染、混淆和差错的风险，便于操作、清洁、维护，以及必要时进行的消毒或灭菌。

第七十二条　应当建立设备使用、清洁、维护和维修的操作规程，并保存相应的操作记录。

第七十三条　应当建立并保存设备采购、安装、确认的文件和记录。

第七十四条　生产设备不得对药品质量产生任何不利影响。与药品直接接触的生产设备表面应当平整、光洁、易清洗或消毒、耐腐蚀，不得与药品发生化学反应、吸附药品或向药品中释放物质。

第七十七条　设备所用的润滑剂、冷却剂等不得对药品或容器造成污染，应当尽可能使用食用级或级别相当的润滑剂。

第七十九条　设备的维护和维修不得影响产品质量。

第九十一条　应当确保生产和检验使用的关键衡器、量具、仪表、记录和控制设备以及仪器经过校准，所得出的数据准确、可靠。

第九十七条　水处理设备及其输送系统的设计、安装、运行和维护应当确保制药

用水达到设定的质量标准。水处理设备的运行不得超出其设计能力。

二、设备、管道状态标志管理

1. 所有使用设备都应有统一编号，要将编号标在设备主体上，每一台设备都要设专人管理，责任到人。

2. 完好、能正常运行的设备生产结束清场后每台设备都应挂状态标志牌，通常有以下几种情况：

（1）运行中 设备开动时挂上运行中标志，正在进行生产操作的设备，应正确标明加工物料的品名、批号、数量、生产日期、操作人等。

（2）维修中 正在修理中的设备，应标明维修的起始时间、维修负责人。

（3）已清洗 已清洗洁净的设备，随时可用，应标明清洗的日期。

（4）待清洗 尚未进行清洗的设备，应用明显符号显示，以免误用。

（5）停用 因生产结构改变或其他原因暂时不用的设备。如长期不用，应移出生产区。

（6）待修 设备出现故障。

3. 各种管路管线除按规定涂色外，应有标明介质流向的箭头"→"显示及流向地点，料液的名称等。

4. 灭菌设备应标明灭菌时间和使用期限，超过使用期限的，应重新灭菌后再使用。

5. 当设备状态改变时，要及时换牌，以防发生使用错误。

6. 所有标牌应挂在不易脱落的部位。

7. "运行中""已清洁"状态标志用绿色字。

8. "待清洗"标志用黄色字。

9. "维修中"标志用黄色字。

10. "待维修"标志用黄色字。

11. "停用"标志用红色字。

12. "完好"标志用绿色字。

三、设备标准操作规程

标准操作规程（SOP）是指经批准用于指示操作的通用性文件或管理办法，可具体指导人们如何完成一项特定的工作。企业中的每项操作、每个岗位和部门都应制定SOP。

SOP 的内容有：规程题目；规程编号；制定人及制定日期；审核人及审核日期；批准人及批准日期；颁发部门；分发部门；生效日期；正文。

根据我国 GMP 的规定，制药设备常见的 SOP 有：

1. 设备操作规程 设备操作规程也是该设备的使用规程或操作程序；其正文内容有：目的、范围、责任者、程序及注意事项。

2. 设备维护保养规程

3. 设备清洁规程

【工序操作考核】

学生学习考核标准，详见表2-1。

表2-1 学生学习考核标准

项目	技能要求	分值	自评	组评	教师评价
		考核得分			
标志管理	正确设备、管道状态标志管理	50			
标准操作规范	SOP的内容	30			
安全	听从教师指挥、安排	10			
其他	正确回答常见的问题	10			
合计		100			

| 第二部分 |

固体制剂设备
使用与操作

实训三　散剂生产设备

任务3-1　粉碎设备

【实训目的】

掌握粉碎设备分类；万能粉碎机的正确操作及维护保养方法。

【设备、材料和工具】

万能粉碎机、锤式粉碎机、中药粉碎机；中药饮片；维修工具箱。

【实训内容】

一、设备概述

粉碎是利用机械力将大块固体物料制成适宜粒度的碎块或细粉的操作过程。根据粉碎的方式不同，粉碎设备可分为四大类：机械式粉碎设备、气流式粉碎设备、研磨粉碎设备和低温粉碎设备。

二、设备结构与工作原理

（一）万能粉碎机

万能粉碎机，主要由机座、电机、加料斗、粉碎室、钢齿、环状筛板、抖动装置和出粉口等组成，如图3-1所示。钢齿可分为固定齿盘与活动齿盘，两者以不等径的同心圆排列，通过两齿盘的相对运动对物料起粉碎作用。

物料经过加料斗进入粉碎室，高速旋转的活动齿盘会产生较大的离心力，将物料由粉碎室的中心部位甩向室壁而产生撞击作用。另外，活动齿盘与固定齿盘之间相对运动速度快，物料同时受钢齿的冲击、剪切、摩擦及物料间的相互撞击作用而被粉碎，最后由于离心力的作用物料会到达转盘外壁的环状空间，细料经环形筛板由底部出料，粗料在粉碎室内继续重复粉碎。粉碎程度与齿盘上固定的冲击柱的排列方式有关。万能粉碎机在粉碎过程中会产生大量的粉尘，应配备粉料收集和捕尘装置以利于操作者的劳动保护。

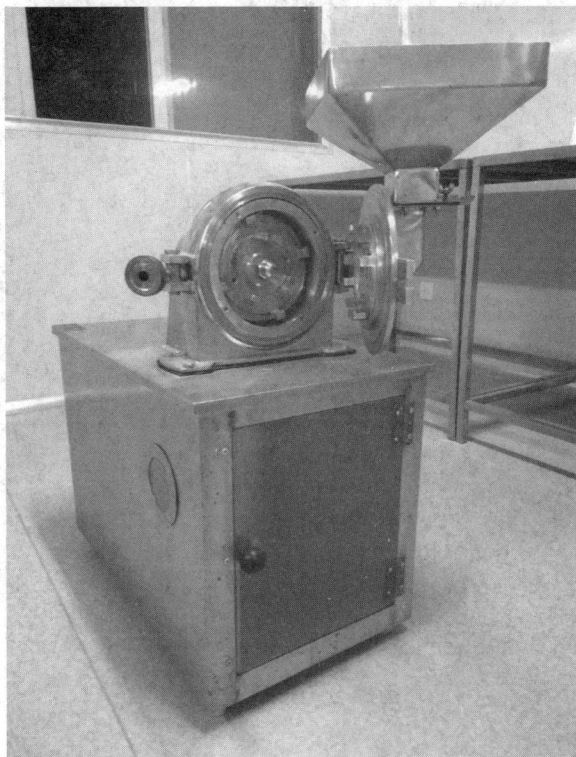

图3-1　万能粉碎机

（二）锤式粉碎机

锤式粉碎机主要是由高速旋转的旋转轴以及轴上安装的数个T形锤头、机壳上的衬板、筛网、加料口、螺旋加料器部分等组成，如图3-2所示。

锤式粉碎机主要是靠冲击作用来破碎物料的。物料从加料斗进入粉碎室中，遭受到高速回转的锤头的冲击而粉碎，粉碎了的物料同时从锤头处获得动能，会高速冲向架体内的挡板和筛条，而且物料之间还会相互撞击。经过多次撞击破碎，小于筛网间隙的物料会从间隙中排出，未达到粉碎粒度的个别较大的物料，在筛网上再次经锤头的冲击、研磨、挤压而破碎，最后被锤头从筛网孔隙中挤出。锤头的形状、大小、转速以及筛网的目数决定粉碎粒度的大小。

整机结构简单，操作方便，维修容易，粉碎成品的粒度较均匀，且对原料要求不高。但是粉碎部件易磨损且粉碎过程中产热量较大。因此，适用于大多数物料的粉碎，但不适用于高硬度物料及黏性物料的粉碎。

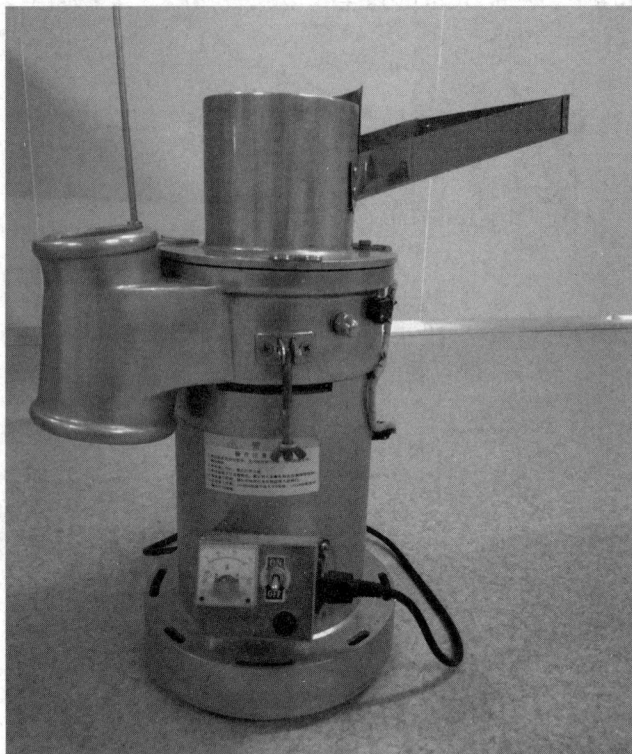

图3-2　锤式粉碎机

（三）中药粉碎机

中药粉碎机由不锈钢上盖下体粉碎室构成，螺扣式封闭。通过直立式电机的高速运转带动横向安装的粉碎刀片，对物料进行撞击、剪切式粉碎（图3-3）。

粉碎物体由于在密闭的空间内被搅动，所以粉碎效果相对均匀，中药粉碎机操作简单、结构精密、体积小、质量轻、功效高、清洁卫生、造型美观、既省电又安全、噪音小且绝无粉尘污染，达到GMP的卫生要求，是理想的制粉设备。

（四）微粉碎机

微粉碎机主机由机架、无级调速减速器、自动给料器以及粉碎室等组成，粉碎室内装有分级装置、衬圈、粉碎刀等主要工作部件，分级轴套入粉碎主轴内，轴承密封为迷宫式（图3-4）。

物料由自动给料器推入粉碎室，因负压的作用，进入粉碎室内的物料受到粉碎刀高速冲击和剪切，同时也受到涡流产生的高频振动等作用而粉碎，经粉碎的粉体因负压作用，进入分级轮，由于分级轮的旋转，粉体同时受到空气动力与离心力的作用。

当粉体大于分级粒径，则被甩至锥套，返回粉碎室，继续粉碎，合格的物料受空气动力作用被送入集料管至辅机排出。

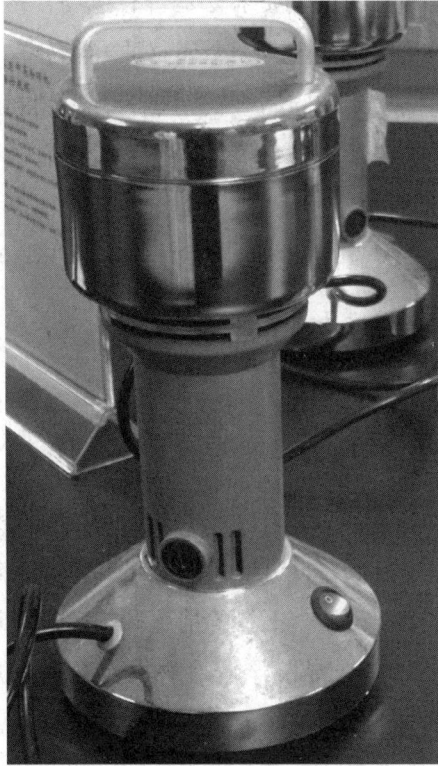

图3-3　中药粉碎机

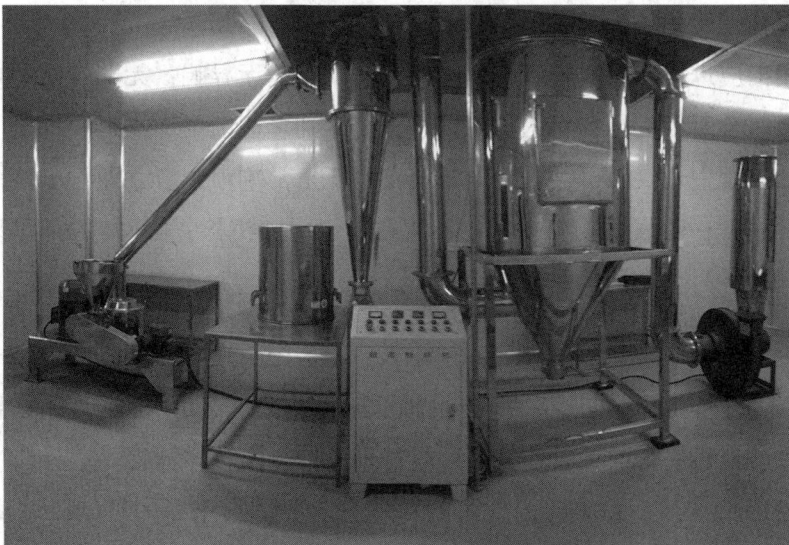

图3-4　微粉碎机

三、万能粉碎机操作

（一）开机前准备

1. 检查设备的清洁是否符合生产要求，是否有清场合格证。

2. 打开封盖检查转子及粉碎室内有无金属材质异物。

3. 安装筛网并确认无松动或破碎，检查完毕后，关闭封盖并拧紧封盖螺丝。

4. 机器开动前仔细检查传动皮带是否完好，若发现有破损应及时更换。当皮带或皮带轮上有油污时，应及时清洁。

5. 检查各种润滑部位是否有油并达到要求，保证机器各运动部件润滑良好。

6. 仔细检查所有紧固件是否完全紧固。

7. 检查电器部件是否安全、有无漏电现象。

8. 系上捕集袋。

（二）开机操作

1. 接通电源，电源指示灯亮，点击运行的绿色按钮让机器空转，注意观察是否有异响。

2. 待空机运转正常后均匀上料，可通过调整进料闸板控制进料速度。

3. 粉碎过程中要经常检查料斗中下料的情况和封盖螺丝固定的牢固度。

4. 停机前，应先停止加料，待粉碎室内物料完全排出后，机器继续运转1~2分钟，排出余料，点击红色停止按钮。

5. 停机后要打开封盖检查筛网有无破损，按清洁操作规程进行清洁，填写《实验仪器使用登记册》。

（三）操作注意事项

1. 使用前应进行一次空转试车，确保空转试车时无异响，无部件松动方可使用。

2. 空转试车后可进行物料的负荷试验，由少到多逐渐增加物料。

3. 粉碎过程中若发现机器震动异常或发出不正常响声，应立即停车检查。

4. 粉碎过程中若发现物料粉末中有粗粒，也应停机检查筛网，若是筛网被损坏，应立即重新更换。

四、万能粉碎机维护与保养

1. 每半年打开轴承上的遮板，对前后轴承加润滑油，转动部位需加耐高温的润滑油。

2. 每月检查机件一次；设备使用后应每班进行一次整体检查。

3. 设备保持清洁，粉碎室内残留的粉末一定要清扫干净，仔细刷洗清洁残留的粉尘。

4.定期检查齿盘、齿圈等易损部件，检查其磨损程度，发现缺损应及时更换或修复。

5.若停用时间较长，应全面清洁，新机运转时，应注意调节皮带的松紧度，确保皮带的寿命，滚动轴承内应有润滑油。

五、万能粉碎机常见故障及排除方法

万能粉碎机常见故障及排除方法，详见表3-1。

表3-1　万能粉碎机常见故障及排除方法

故障现象	产生原因	排除方法
主轴转向相反	电源线相连接不正确	检查并重新接线
操作中有焦臭味	皮带过紧或损坏	调节或更换皮带
粉碎室内有剧烈的金属撞击声	1.有坚硬杂物进入粉碎室 2.粉碎室内螺丝等连接件脱落 3.钢齿局部碎裂崩落	停机检查
粉碎时声音沉闷、卡死	1.加料过快 2.皮带松	1.减慢加料速度 2.调节或更换皮带
避风器电机过热	避风器上积料过多	停止加料，待积料达到正常情况时再加料
机身喷粉	1.除尘布袋排风不畅 2.加料过多	1.更换布袋 2.减慢加料速度

【工序操作考核】

粉碎工序操作考核标准，详见表3-2。

表3-2　粉碎工序操作考核标准

项目	技能要求	分值	考核得分		
			自评	组评	教师评价
零部件辨认	能正确辨认万能粉碎机零部件名称	10			
生产前检查	环境、温度、相对湿度、储存间、操作间设备状态标志	10			
安装、检查	1.接好粉碎机、出料口的布袋 2.接通电源，空机试运行	10			
质量控制	粉碎收得率95%~100%	10			
记录与状态标志	1.生产记录完整、适时填写 2.适时填写、悬挂、更换状态标志	20			

续表

项目	技能要求	考核得分			
		分值	自评	组评	教师评价
生产结束清场	1. 清理产品：交中间站	20			
	2. 清洁生产设备：顺序正确				
	3. 清洁工具和容器				
	4. 清洁场地、填写记录				
安全	听从教师指挥、安排	10			
其他	正确回答粉碎中常见的问题	10			
合计		100			

任务 3-2　过筛设备

【实训目的】

1. 掌握旋涡式振动筛、摇动筛的正确操作；旋涡式振动筛的维护保养方法。
2. 熟悉过筛设备。

【设备、材料和工具】

旋涡式振动筛、摇动筛；中药粉末；维修工具箱。

【实训内容】

一、设备概述

过筛是指用一个或一个以上的筛子将物料按粒径大小进行分级的操作过程。根据物料在设备中的不同运动方式，可将常用的过筛设备分为：振动筛、旋转筛和摇动筛。其中，振动筛又包括旋涡式振动筛和直线式振动筛。

振动筛主要是利用振动使物料通过筛网，旋转筛则是在推进器或叶片的作用下让物料通过筛网，完成筛分。而摇动筛最简单，通过单一的摇动方式使物料通过筛网。

二、设备结构与工作原理

（一）旋涡式振动筛

旋涡式振动筛又称为旋振筛，主要结构包括筛网、振动室、联轴器、电机等。振动室内则有偏心重锤、橡胶软件、主轴、轴承等原件，如图3-5所示。

旋振筛是用直立式电机作激振源，在电机的上、下两端安装有偏心重锤，当电机转动的时候受偏心重锤的作用，旋转运动转变为水平、垂直、倾斜的三次元运动，再把这个运动传递给筛面。通过调节上、下两端的相位角，可以改变物料在筛面上的运动轨迹，筛网的振荡使物料强度改变并在筛内形成轨道旋涡，粗料由上部排出口排出，筛分的细料由下部排出口排出。

旋振筛具有体积小、重量轻，分离效率高，粉尘不飞扬，处理能力大，维修费用低等优点，在生产中使用广泛。

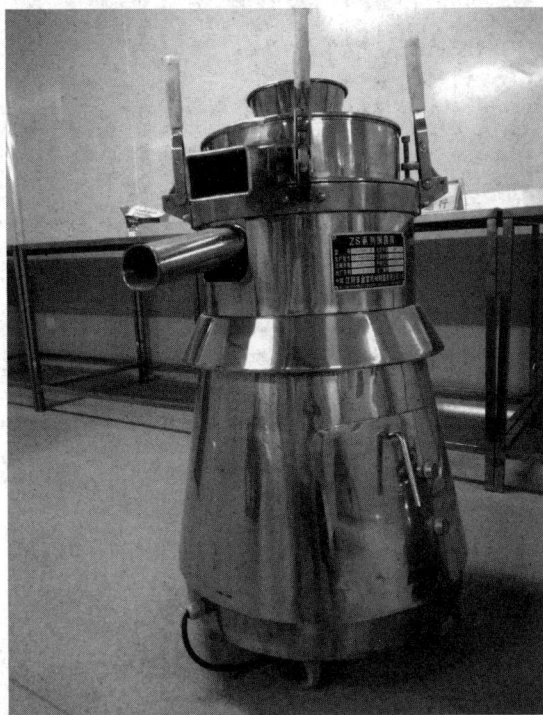

图3-5　旋涡式振动筛

（二）摇动筛

摇动筛主要由药筛和摇动装置组成。摇杆、连杆和偏心轮构成摇动装置，如图3-6所示。利用偏心轮及连杆使药筛沿一定方向作往复运动，通常药筛的运动方向垂直于摇杆。

使用时将目数最小的药筛放在粉末接收器上，其他药筛按目数大小依次向上排列，最粗号放在顶上，然后把物料放入最顶部的筛网中，盖上盖子，固定在摇动台上，启动电动机进行摇动和振荡数分钟，即可完成对物料的分等。可以根据需要确定摇动的时间。

由于摇动筛的处理量和筛分效率都较低，故大生产中一般不用。该设备多用于实验室小量生产，适用于筛毒性、刺激性或质轻的药粉，可避免粉尘飞扬。另外也常用于实验中药物粉末粒度分布的测定。

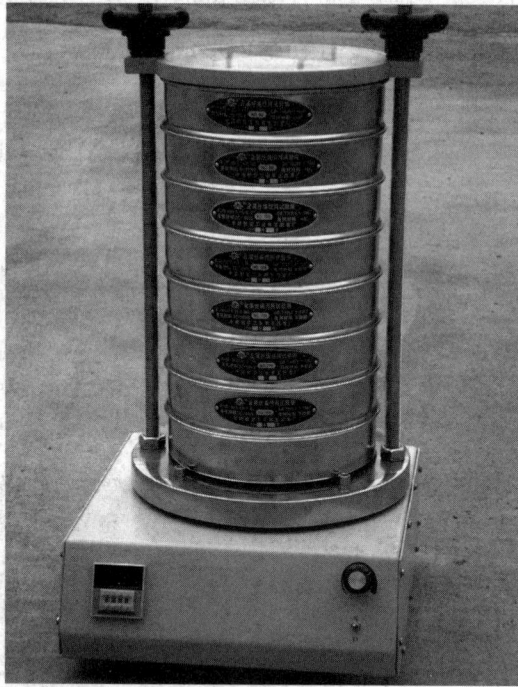

图3-6　摇动筛

三、旋涡式振动筛操作

（一）开机前准备

1. 检查设备的清洁是否符合生产要求，是否有清场合格证；是否有完好标志，确认各部位润滑良好，符合生产要求。

2. 检查盛装物料的容器符合生产要求，有清洁合格标志。

3. 检查筛箱内部是否有异物，选用合适的筛网并仔细检查筛面有无破损。

4. 对直接接触药粉的筛网、设备表面及所用容器消毒，安装好筛网，锁紧卡子（抱箍），防止松动。

5. 将洁净的盛料袋捆扎于出料口，防止操作过程中药粉飞扬或溢出。

6. 依次装好橡皮垫圈、钢套圈、筛网、筛盖，将筛盖压紧，禁止用钝器敲打。

7. 根据物料的性质及生产要求，反复调节重锤的角度，设置最佳生产效率的理想振幅及频率，角度和振幅对照如下：0°—6mm；45°—4mm；60°—3mm；70°—

2mm；80°—1.5mm；90°—1mm。

（二）开机操作

1. 接通电源，先点动空转两次，再开机空转，观察设备运行状况，应无碰擦和异常杂音。

2. 确认设备运行正常，缓缓加入物料。

3. 随时观察出料情况，如发现有异物出现应立即停机。

4. 应控制加入粉料流量，保持筛网上物料数量适中，不可过多，并随时观察设备外露螺栓和螺母是否松动。

5. 结束生产时先按"停止"键，断开主电源。

6. 完成过筛后应按上下顺序清理残留在筛中的粗颗粒和细粉。

7. 生产完毕，切断电源，并按要求清洁设备，填写《实验仪器使用登记册》。

（三）操作注意事项

1. 筛子应在无负荷的情况下起动，待运行平稳后，才能开始加料，停机前应先停止加料，待筛面上的物料全部排净后再停机。

2. 禁止在未装筛网或卡子松动的情况下开机，以免发生误操作引起严重后果或引起安全事故。

3. 禁止在超负荷情况下开机，应均匀加料，防止机器超负荷运转。

4. 禁止在机器运行时将手伸入转动部位进行任何调整。

四、旋涡式振动筛维护与保养

1. 全新旋振筛激振器的防腐润滑油有效期是三个月。若存放期超过三个月，可开机运转20分钟能继续防腐三个月。但在生产使用前必须更换清洁的润滑油。

2. 随时保持激振器的通气孔畅通（因堵塞易导致漏油）。若畅通但仍然漏油，则考虑更换油封。

3. 正常工作时轴承的温度应低于75℃，新激振器有磨合的过程，温度可能略高，但运转8小时后温度会降下来。若温度持续过高，则应检查润滑油的级别、油位以及油的清洁度。

4. 激振器与筛箱连接的螺栓应选用高强度螺栓并且必须定期检查紧固情况，每月最少检查一次。任意一个螺栓松动，都会导致其他螺栓剪断，使筛机损坏。

5. 更换编织筛网时，应保证筛箱两侧板与筛网钩子之间的间隙相等。若接触不好、张力不够或者不均匀，都会导致筛网过早损坏。

6. 拆卸旋振筛振动器时，应从外向里逐件谨慎拆卸，避免人为损伤零件、部件。

五、旋涡式振动筛常见故障及排除方法

旋涡式振动筛常见故障、原因及排除方法，详见表3-3。

表3-3 旋涡式振动筛常见故障、原因及排除方法

故障现象	产生原因	排除方法
粒度不均匀	筛网未安好，有缝隙	检查并重新安装
筛分效果不好	1. 筛孔堵塞 2. 筛面的物料过多、过厚 3. 给料太快 4. 筛网未绷紧	1. 停机，清洁筛孔 2. 减小负荷，调整倾斜角 3. 匀速给料或减少给料 4. 绷紧筛网
轴承发热	1. 缺润滑油 2. 轴承堵塞 3. 轴承磨损	1. 加润滑油 2. 清洁轴承、检查更换密封圈 3. 更换轴承
运行时旋振筛传动慢	传动皮带松	绷紧皮带
振动剧烈或筛框横向振动	1. 未安装好 2. 飞轮上的配重脱落 3. 偏心距大小不同	1. 重新调整 2. 重新安装 3. 调整平衡
突然停止	多槽密封套被卡住	停机检查、调整或更换
运行中发出异响	1. 轴承磨损 2. 筛网未绷紧 3. 轴承固定螺钉松动 4. 弹簧损坏	1. 更新轴承 2. 绷紧筛网 3. 紧固螺钉 4. 更换弹簧

【工序操作考核】

过筛工序操作考核标准，详见表3-4。

表3-4 过筛工序操作考核标准

项目	技能要求	分值	考核得分		
			自评	组评	教师评价
零部件辨认	能正确辨认旋振筛各零部件名称	10			
生产前检查	环境、温度、相对湿度、储存间、操作间设备状态标志	10			
安装、检查	1. 安装并紧固筛网、出料口的盛料袋 2. 接通电源，空机试运行	10			
质量控制	收得率95%~100%	10			
记录与状态标志	1. 生产记录完整、适时填写 2. 适时填写、悬挂、更换状态标志	20			

项目	技能要求	考核得分			
		分值	自评	组评	教师评价
生产结束清场	1. 清理产品：交中间站	20			
	2. 清洁生产设备：顺序正确				
	3. 清洁工具和容器				
	4. 清洁场地、填写记录				
安全	听从教师指挥、安排	10			
其他	正确回答过筛过程中常见的问题	10			
合计		100			

任务3-3 混合设备

【实训目的】

1. 掌握多功能药用试验机的正确操作及维护保养方法。

2. 熟悉混合设备。

【设备、材料和工具】

ZYS型多功能药用试验机；中药粉末、淀粉；维修工具箱。

【实训内容】

一、多功能药用试验机概述

多功能药用试验机，是一种专供实验室、中试室使用的小型试验设备。该机功能比较齐全，操作简单方便。适用于制药行业的研究、试制和小批量生产。

ZYS型多功能药用试验机，整个传动主机均采用不锈钢包制，外形简洁，便于清洗保养，符合GMP规范。

二、多功能药用试验机结构与工作原理

多功能药用试验机的一个传动主机通过联轴器分别与多种不同功能的辅机相连接，从而达到物料的搅拌、混合、摇摆制粒、干法和湿法制粒、总混、压片、包糖衣等目

的（图3-7）。

　　主机采用人机界面控制系统，它能快速连接各种辅机，所有的设置和调节，均有主机液晶触摸显示屏明确显示。该机设有脚踏控制开关，在试验过程中，能及时、快速、简便地做好各种不同类型的科学实验。

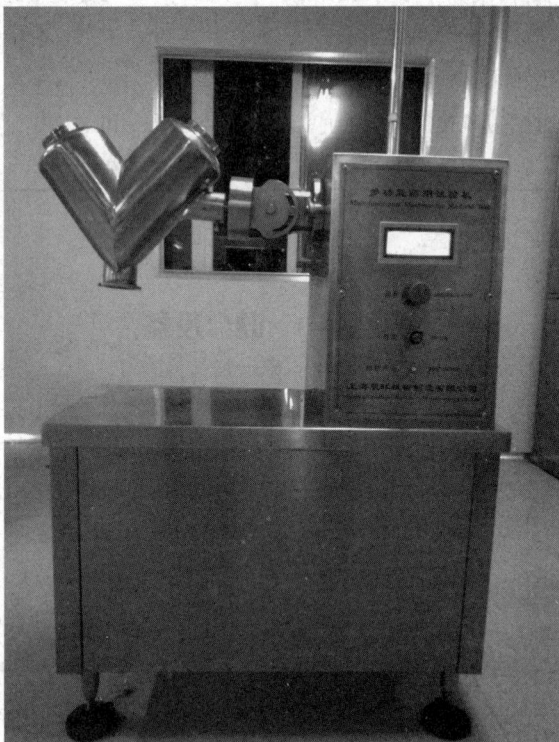

图3-7　多功能药用试验机

三、多功能药用试验机操作

（一）开机前准备

1. 检查传动主机的清洁是否符合生产要求，是否有清场合格证。

2. 根据需要选择适宜辅机，通过联轴器连接在主机上，拧紧螺丝。

3. 将"脚踏控制开关"端口连接在主机上。

4. 打开电源。打开"电源钥匙开关"，电源指示灯亮，调节速度，脚踏控制开关点动试车3~5转。

5. 手指轻按触摸屏，设定时间、转速，轻触"启动"键，转速从低到高空转试机10分钟。

6. 注意检查设备工作状态是否正常，有无卡滞、碰撞和异响现象。

7. 检查盛装物料的容器是否符合生产要求，必须有清洁合格标志。

（二）开机操作

1. 试运行后停机，并使辅机装卸料口朝上，松开装卸料口抱箍及封堵片，装入物料，然后将装卸料口关闭锁牢。

2. 再次设定时间、转速，轻触"启动"键，辅机将带动物料自动运动并混合，可通过手动设置、调整混合速度快慢。

3. 混合完毕后，停机并使装卸料口垂直朝下，将盛装物料的容器置于装卸料口下，然后按顺序拆开卡箍、封堵片，放出物料。

4. 若出料不顺畅，可按"点动"按钮下料。

5. 生产结束后关闭电源，按设备清洁规程做好清洁卫生，填写《实验仪器使用登记册》。

（三）操作注意事项

1. 启动机器，开始运行，空车运转10分钟，检查确认无异常噪音，运行平稳，再进入生产程序。

2. 无论是空载还是负载启动，在运动过程中也可对各项速度进行调整，最高速度为113转/分，最低速度为11转/分。

3. 机器运转过程中，严禁将手或其他工具伸进工作部位。机器处于运行状态时，如果出现自动停机，应关机进行检查，检查完毕后方可开机。

4. 在工作中如遇到紧急情况可以按下控制面板上的紧急停机按钮，故障排除后复按"启动"键，设备继续运转，其总工作时间不变。如果途中按"停机"键，复按启动"键，则设备即按设定的总工作时间重新运行。

5. 机器运转时，出现异常噪声、过热，须停机检修后，方可使用。

四、多功能药用试验机维护与保养

1. 新设备运行3个月后应更换润滑油、润滑油脂，以后每半年更换一次。

2. 设备的各传动接触部位，每3个月应加润滑油、润滑脂。

3. 轴承及链条要经常加润滑油（一般间隔48小时）。

4. 经常检查各部位螺丝。紧固机体，不允许出现松动现象。

5. 日常维护主要由操作人员来完成，通常是每天上班后、下班前15~30分钟，通过对设备的检查、清扫和擦拭，使设备维持整洁、安全、良好的状态。

6. 每月对电气检修一次，每年对机械、电气大修一次。

五、常见故障及排除方法

多功能药用试验机常见故障、原因及排除方法，见表3-5。

表3-5　多功能药用试验机常见故障、原因及排除方法

故障现象	产生原因	排除方法
突然停止	瞬间负荷过大	立即停掉电源，将物料倾倒出来，调试后再开机
投料口密封不严	密封垫圈损坏	更换密封垫圈
振动较大，有异响	1. 主机与辅机齿轮啮合不好或松动	1. 调整、拧紧齿轮
	2. 主机减速机机械故障	2. 检修减速机
	3. 主机轴承损坏	3. 更换轴承
制动不灵	1. 主机离合器失灵	1. 检修离合器
	2. 主机控制器失灵	2. 检修控制器
	3. 主机未调好制动力	3. 调节时间继电器

【工序操作考核】

混合工序操作考核标准，见表3-6。

表3-6　混合工序操作考核标准

项目	技能要求	分值	考核得分		
			自评	组评	教师评价
零部件辨认	能正确辨认多功能药用试验机各零部件名称	10			
生产前检查	环境、温度、相对湿度、储存间、操作间设备状态标志	10			
安装、检查	1. 检查装卸料口盖是否密封、紧固 2. 操作人员是否在安全线外 3. 接通电源，空机试运行	10			
质量控制	收得率95%~100%	10			
记录与状态标志	1. 生产记录完整、适时填写 2. 适时填写、悬挂、更换状态标志	20			
生产结束清场	1. 清理产品：交中间站 2. 清洁生产设备：顺序正确 3. 清洁工具和容器 4. 清洁场地、填写记录	20			
安全	听从教师指挥、安排	10			
其他	正确回答混合过程中常见的问题	10			
合计		100			

实训四　颗粒剂生产设备

任务4-1　湿法制粒设备

【实训目的】

1. 掌握旋转式制粒机的正确操作及维护保养方法。
2. 熟悉制粒设备。

【设备、材料和工具】

旋转式制粒机；淀粉、乳糖、纯化水、羟丙基纤维素；维修工具箱。

【实训内容】

一、设备概述

制粒是把粉末、块状物、溶液、熔融液等状态的物料进行处理，制成具有一定形态和大小的颗粒的操作。制粒是固体制剂生产中常见的工序，多数的固体剂型都要经过"制粒"过程。制粒技术不仅应用于片剂、胶囊剂、颗粒剂等的制备过程，而且为了方便粉末的处理也经常需制成颗粒，再如供直接压片用的辅料也常需制成颗粒，以保证药品质量和生产的顺利进行。常用的制粒方法有湿法制粒和干法制粒两种。湿法制粒是指将药物粉末与辅料混匀后，再与润湿剂或液态黏合剂混合，使粉末聚结成软材后制成颗粒的方法。湿法制粒的设备较多，有先制软材再制粒的高速混合制粒机、旋转式制粒机和摇摆式制粒机，也有不制软材直接制粒的沸腾制粒机和喷雾干燥制粒机。

二、旋转式制粒机结构与工作原理

旋转式制粒机由电机、减速机、筛筒、碾刀、挡板、集料器等组成，如图4-1所示。将制备好的软材利用挤压力挤过筛网制粒。碾刀与刮板同轴，工作时相向旋转，挡

板将软材挡在刮板与筛筒之间，碾刀挤压软材，软材从筛筒上挤出完成制粒，更换筛筒可获得不同粒径大小的颗粒。本机结构简单、产量大，适用于黏性较高物料的制粒。

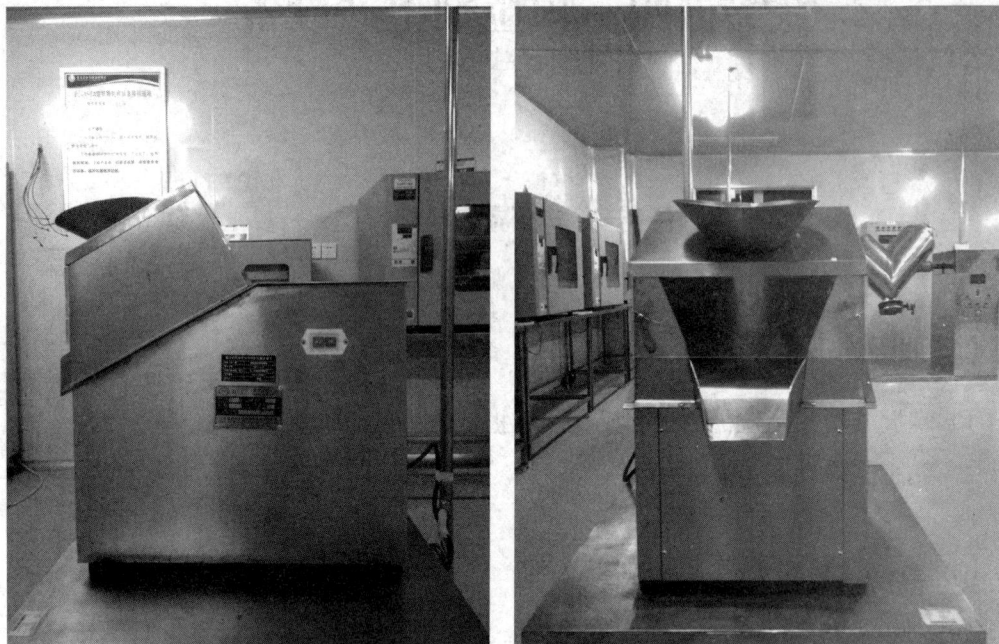

图4-1　旋转式制粒机

三、旋转式制粒机操作

（一）开机前准备

1. 检查设备清洁是否符合生产要求，是否有清场合格证。

2. 拧紧十字碾刀螺丝，开机空车运转检查设备是否正常，有无卡滞、碰撞和异响现象。

3. 放好盛放颗粒的药盘。

（二）开机操作

1. 装入制好的软材。

2. 接通电源，合上旋钮开关。

3. 生产结束后关闭电源，收集湿颗粒，及时干燥。

4. 按设备清洁规程做好清洁卫生，填写《实验仪器使用登记册》。

（三）操作注意事项

1. 旋转式制粒机是单方向运转的机械，接电后看碾刀的旋转方向是否正确，如不正确，更换相线，使运转方向正确。

2. 在运转过程中，空转时十字碾刀与筛筒可能会有轻微的摩擦声，这属于正常现象，只要投入物料后即会消失。

3．在空转时2分钟内无异常情况，便可投入物料，物料投入后由十字碾刀将物料旋转时推向筛筒外，即挤压成小颗粒（但是要掌握好物料的潮湿度，不宜太干，也不宜太潮湿）。

4．禁止在机器运行时将手伸入筛筒内挤压软材。

四、旋转式制粒机维护与保养

1．机械空转时，听摆线针轮减速机内声音是否正常，是否有机油，每半年加润滑油。

2．定期检查碾刀下面，即桌面板下面的一只骨架、密封圈，如果损坏，应更换密封圈，密封圈型号$60 \times 35 \times 8$。

3．每次、每班使用后，必须拆开清洗，对各个部件进行清洗、擦干，重新安装好，最好用篷布盖好。

五、常见故障及排除方法

旋转制粒机常见故障及排除方法，见表4-1。

表4-1　旋转制粒机常见故障及排除方法

故障现象	产生原因	排除方法
有异常声音	可能投料过多导致碾刀停转、碾刀松动或物料中有金属物混入等	立即停机检查
频频出现黏壁现象	可能是黏合剂种类选择不当、加热温度过高、搅拌时间太长等	停机刮下壁上黏附的物料
不出颗粒或出颗粒较慢	软材黏松不均，部分软材团集成块挤到转动轴前后形成死区，挤松筛网	立即停机，调整软材黏松程度

【工序操作考核】

湿法制粒工序操作考核标准，见表4-2。

表4-2　湿法制粒工序操作考核标准

项目	技能要求	分值	考核得分		
			自评	组评	教师评价
零部件辨认	能正确辨认旋转制粒机各零部件名称	10			
生产前检查	环境、温度、相对湿度、储存间、操作间设备状态标志	10			

续表

项目	技能要求	考核得分			
		分值	自评	组评	教师评价
安装、检查	1. 检查十字碾刀是否紧固	10			
	2. 操作人员是否在安全线外				
	3. 接通电源，空机试运行				
质量控制	收得率95%~100%	10			
记录与状态标志	1. 生产记录完整、适时填写	20			
	2. 适时填写、悬挂、更换状态标志				
生产结束清场	1. 清理产品：交中间站	20			
	2. 清洁生产设备：顺序正确				
	3. 清洁工具和容器				
	4. 清洁场地、填写记录				
安全	听从教师指挥、安排	10			
其他	正确回答湿法制粒过程中常见的问题	10			
合计		100			

任务4-2　干法制粒设备

【实训目的】

1. 掌握滚压制粒机的正确操作及维护保养方法。
2. 熟悉制粒设备。

【设备、材料和工具】

滚压制粒机；淀粉、微晶纤维素；维修工具箱。

【实训内容】

一、设备概述

干法制粒是指药物与辅料混匀后直接挤压成块、再破碎、整粒后制得颗粒，在整个制粒过程中不使用润湿剂或液态黏合剂。干法制粒现主要使用的是滚压制粒机。

二、滚压制粒机结构与工作原理

滚压制粒机主要由料斗、螺旋推进器、辊压轮、压力调节器、粉碎装置、整粒装置等构成，如图4-2所示。

滚压制粒机利用螺旋推进器将药物粉末推入两个辊压筒间的缝隙，两个辊压筒相向旋转，将粉末挤压成片状物，再利用粉碎装置将片状物粉碎，整粒后移出。制得颗粒均匀，细粉少。

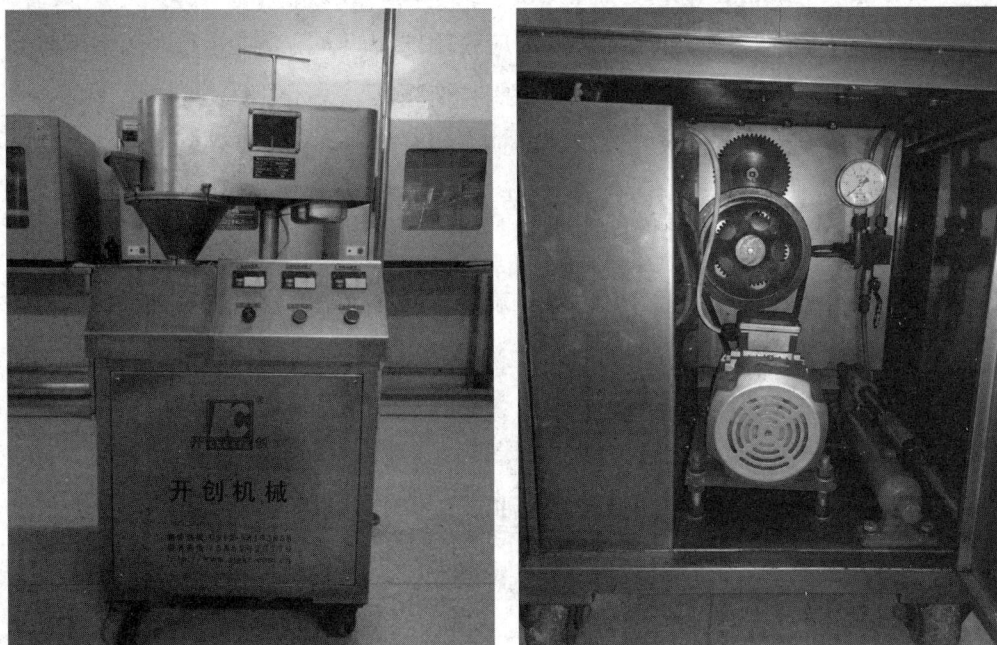

图4-2 滚压制粒机

三、滚压制粒机操作

（一）开机前准备

1. 检查设备清洁是否符合生产要求，是否有清场合格证。

2. 打开主机开关，指示灯亮。

3. 打开侧面的门，顺时针旋动手动油泵侧面单向阀手轮，关紧。

4. 打开三通接头上的球阀。

5. 手连续压动手动油泵的手柄，直至压力表上的压力升至预定压力值（一般预设为2MPa），关闭三通接头上的球阀。

6. 依次按制粒、压片、送料变频器的运行键，预设制粒40Hz、压片20Hz、送料10Hz。

7. 空车运转检查设备是否正常，有无卡滞、碰撞和异响现象。

（二）开机操作

1. 加料。

2. 加料后根据压出片的硬度再来调整各变频的频率。加大手动油泵的压力、送料变频加快或者压片变频降低都可以加大压力，从而使片的硬度更加结实。同理，减小手动油泵的压力、加快压片频率或者降低送料频率都可以使压片硬度降低。

3. 压力最高不要超过5MPa，频率以不超过50Hz为宜。

4. 添加物料运行时，各参数调整好后应关闭球阀门，防止在运行时压力下降。

5. 生产结束后依次关闭送料、压片、制粒变频器，关闭电源。

6. 用内六角扳手拧下压紧螺丝，转动顶上的升降扳手，可把送料部分升高至可转动的位置，拉出，按设备清洁规程做好清洁卫生，填写《实验仪器使用登记册》。

（三）操作注意事项

1. 压片发生堵转时应快速打开球阀，减小压力。按正常停机顺序进行，然后关掉主机，进行检查，排除故障。

2. 在清洗各零件和清理挤压轮表面黏合物时，不允许用金属工具铲刮、敲打，以免损伤零件。

3. 侧封小油缸的压力通常用2~3MPa油压，不宜过高，油压过高，会使内封板的磨损加快。

4. 设备顶盖上不可存放重物。

四、滚压制粒机维护与保养

1. 经常检查各油管接头渗漏情况，如有则先查明渗漏点，再作必要的处理，切不可用大规格的扳手猛拧，以免损坏。

2. 设备内部各处的粉尘要定时清洗，并检查所有紧固处有无松动、移动，如有松动或移位，应加以固定。

3. 定期检查易损件的磨损情况，如有损坏应进行修复和更换。所有润滑点、油箱内的油、脂应更换一次。

五、常见故障及排除方法

滚压制粒机常见故障及排除方法，见表4-3。

表4-3　滚压制粒机常见故障及排除方法

故障现象	产生原因	排除方法
压片电机电流过大，或噪声加大	1. 主轴轴承缺油 2. 重粉比例过大 3. 压辊变频器频率相对过低	1. 按规定加油 2. 减少重粉比例 3. 降低压力或提高转速
进送料电机电流过大	1. 送料量过大 2. 重粉比例过大	1. 调整送料量 2. 减少重粉比例
电机故障停机	1. 故障点过载 2. 变频器频率相对过低、负荷相对过大	1. 查看该故障点是否有异物 2. 调整参数、减小产量
油缸漏油	密封圈磨损或安装不当	更换或重新安装密封圈

【工序操作考核】

干法制粒工序操作考核标准，见表4-4。

表4-4　干法制粒工序操作考核标准

项目	技能要求	分值	自评	组评	教师评价
			考核得分		
零部件辨认	能正确辨认滚压制粒机各零部件名称	10			
生产前检查	环境、温度、相对湿度、储存间、操作间设备状态标志	10			
安装、检查	1. 检查油压是否合适 2. 操作人员是否在安全线外 3. 接通电源，顺序开机，空机试运行	10			
质量控制	收得率95%~100%	10			
记录与状态标志	1. 生产记录完整、适时填写 2. 适时填写、悬挂、更换状态标志	20			
生产结束清场	1. 清理产品：交中间站 2. 清洁生产设备：顺序正确 3. 清洁工具和容器 4. 清洁场地、填写记录	20			
安全	听从教师指挥、安排	10			
其他	正确回答干法制粒过程中常见的问题	10			
合计		100			

任务4-3 干燥设备

【实训目的】

1. 掌握多功能干燥制粒包衣机的正确操作及维护保养方法。
2. 熟悉干燥设备。

【设备、材料和工具】

多功能干燥制粒包衣机；中药提取液、淀粉、黏合剂；维修工具箱。

【实训内容】

一、设备概述

干燥是利用热能使湿物料中的湿分（水分或其他溶剂）汽化，并利用气流或真空将汽化了的湿分带走，从而获得比较完全固液分离的操作。干燥操作广泛应用于原辅料、中药材、制剂中间体以及成品的干燥。

在制药生产中多数先用机械法（如压榨、过滤、离心分离、沉降等）最大限度地去除固体物料中的湿分，再用干燥法除去剩余的湿分，最后得到合格固体产品。

常用的干燥设备有厢（盘）式干燥器、流化干燥器、喷雾干燥器、真空干燥器和冷冻干燥器等。

二、多功能干燥制粒包衣机结构与工作原理

多功能干燥制粒包衣机有顶喷、底喷、侧喷三种工艺模式，集流化床干燥、喷雾干燥、喷雾制粒、薄膜包衣、混合等功能于一体，能直接将粉末状物料一步制成颗粒，并能进行防潮、掩味、缓释等功能性包衣作业。

设备由物料容器、沸腾干燥室、物料捕集室、加热器、引风机等系统组成，如图4-3所示。不同工艺模式有不同形式的沸腾干燥室。本机操作时，将散状湿物料加入物料容器，热风经过物料容器底部多孔分布板通入，通过控制热风速度，使湿物料能被吹起，但又不会被吹走，处于类似沸腾的悬浮流化状态，又称之为流化床。气流速度区间的下限值称为临界流化速度，上限值称为带出速度。处于沸腾状态时，热气流在湿颗粒间均匀流动，在动态下与湿物料之间进行传热传质，使干燥快速、均匀。

三、多功能干燥制粒包衣机操作

（一）开机前准备

1．检查设备是否"完好"及清洁状态标志。

2．检查螺丝、阀门、气管是否安装牢固，捕集袋有无破裂和小孔。

3．打开设备安全电源及空气压缩机电源。

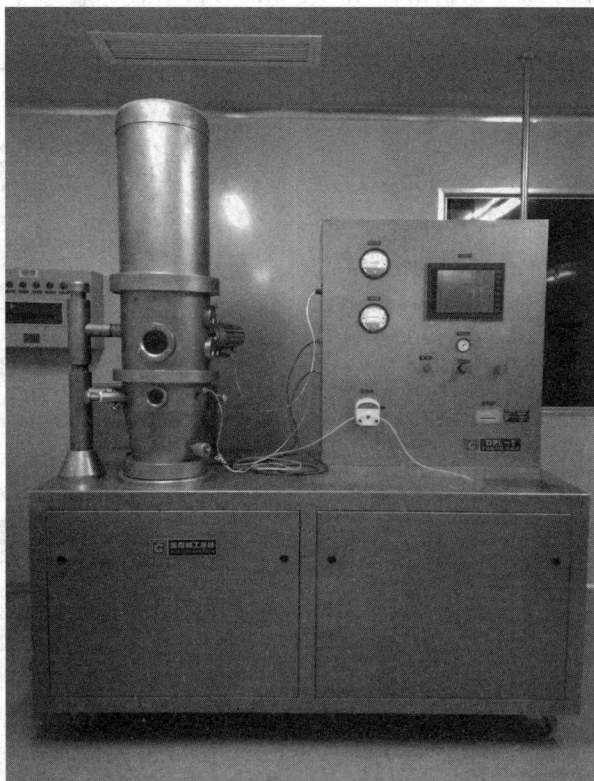

图4-3　多功能干燥制粒包衣机

（二）开机操作界面

合上控制柜内空气开关后，关上所有控制柜柜门，旋转复位"急停"按钮，并按压控制面板上的"电源"按钮一次。系统上电完成自检测后，将显示开机画面，按压"进入"按钮，进入主页面，开机完成。根据需求选择工艺后，点击"操作"进入操作页面（图4-4）。

1．**容器升/容器降**　原料容器升、降控制按钮。

2．**换布袋**　点击该按钮将弹出"换布袋"对话框。在"换布袋"中，操作人员左右对抖袋架进行提起和放下操作。

3. 双抖袋 该按钮开启双抖袋动作，其作用是清除捕集袋内残余物料粉末，可在降下容器前执行。执行该动作时必须关闭"程序"。

4. 风机启/风机停 风机启、停控制按钮。

5. 加热 该按钮是控制加热系统的开关。

6. 抖袋 该按钮是开启抖袋动作的开关。该按钮开启后，抖袋设置的动作时间和间隔时间才会产生作用。该按钮在风门开启后才能工作。

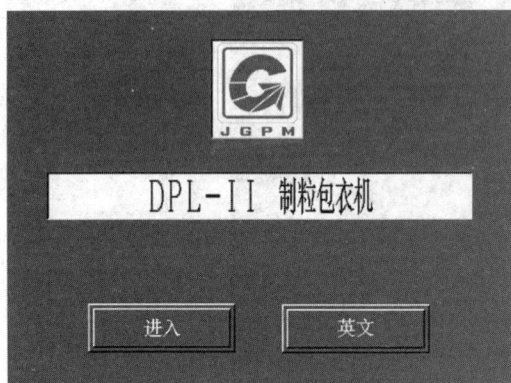

开机画面

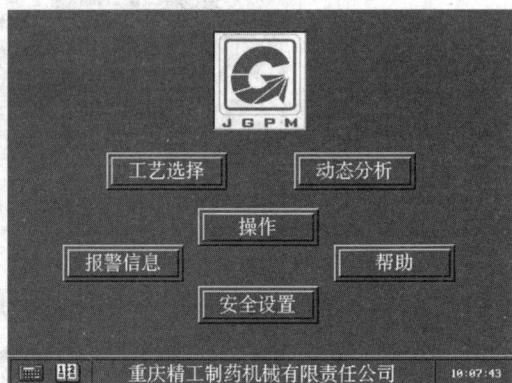

主页面

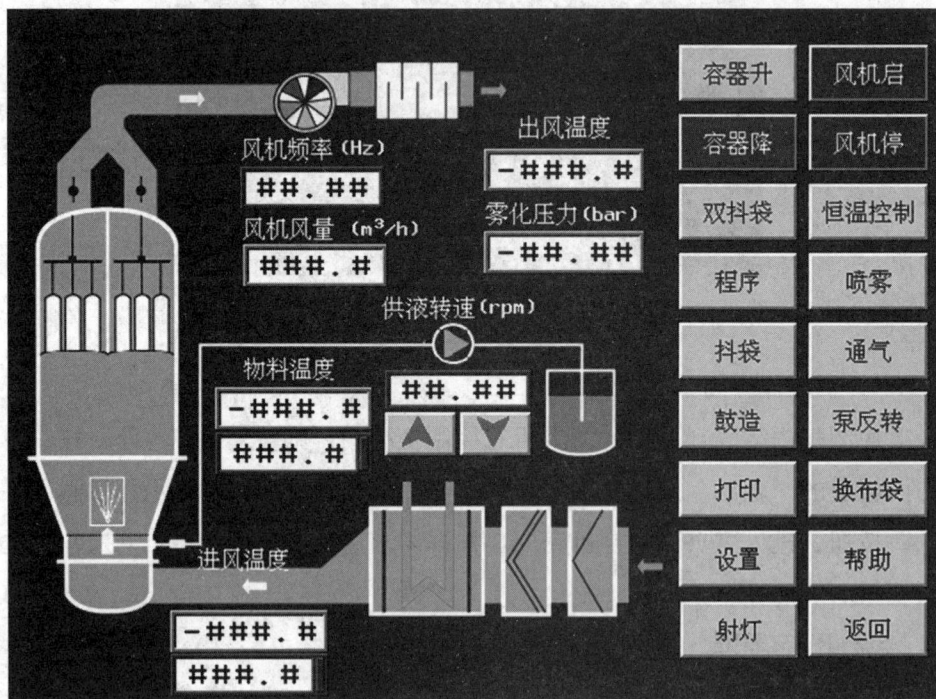

操作页面

图4-4 操作页面按钮功能

7. 通气　给喷枪提供雾化压缩空气。该按钮开启则喷气阀开启，该按钮关闭后喷气阀的开关状态则由喷雾功能状态决定。

8. 喷雾　喷雾功能是设备的核心功能。其动作过程如下：

（1）如果"通气"未开启则开启喷气。喷气计时开始。

（2）当通气计时达到5秒后，蠕动泵开始运转。

（3）当喷雾关闭后，立即停止蠕动泵。停泵计时开始。

（4）停泵计时到达后，如果"通气"按钮未按下，则停止喷气。

9. 鼓造　该按钮是鼓造功能的开关。鼓造功能是当物料在流化床出现结团、沟流以及塌床时所采取的一项处理措施，通过对风门的反复开关控制风流进而冲击物料以获得好的流化状态。

（三）设备空载试运行

1. 喷枪的安装：取下移动床上的喷枪孔盖，将喷枪由孔放入对正，喷头中心要垂直于原料容器底，旋紧锁紧螺母。

2. 启动空气压缩机及配电柜内的电源开关，控制柜总电源开关可在现场内装设电源控制按钮。

3. 启动控制柜面板上的总电源开关，其总电源按钮的自带指示灯亮，可编程控制器得电。

4. 启动风机按钮1~2秒后马上停止，检查风机旋向是否与蜗壳上的标记一致，如果旋向相反，应改变三相电源中的两相，使其叶轮旋向与蜗壳标记一致。

5. 上述各项均运转正常后，将气流分布板A放入移动床、底喷枪室中，用卡箍夹紧。旋入移动床、底喷枪室对正，再启动"容器升"按钮，床层徐徐升起，约5秒后系统封闭。

6. 启动鼓风机。10~15秒后，启动程序按钮，其自带指示灯亮。

7. 开启恒温按钮，依次调节风机变频器频率，检查各测温点的温度传感器及各执行气缸工作是否灵敏。

（四）设备装载运行

1. 停止风机，置程序按钮于"停"的位置，降下移动床，旋出。将设备准备为顶喷状态。加入需要的种子粉末，然后旋入、升起移动床，启动风机及加热按钮，设定风机变频调速器频率，启动程序按钮，从移动床上的视镜中观察流态化的激烈程度，检查流化高度是否由低到高，如是则设备运转正常，反之则需检查各通风道是否有阻塞现象。

2．以上各项动作都正常以后，当种子物料温度接近要求的允许值时，便可进行喷雾干燥制粒作业。

（1）膏或黏合剂过80目筛后加入盛料杯内，连接蠕动泵及顶喷枪，启动喷雾按钮。

（2）输液量的调节：液体流量是由蠕动泵直接控制的，能够直观地掌握供液量情况。

（3）雾化角度与液滴直径的调节：当从移动床上的取样筒内观察到颗粒不太满意，需要调节喷嘴雾化角度与液滴直径时，降低喷枪安装高度，雾化角度变小，反之则雾化角度增大。控制液滴直径的大小可在雾化空气压强不变的条件下改变供液量大小来实现，也可通过调节压缩空气的压力来改变液滴的大小，压力越大液滴越小，反之液滴越大。

3．在作业过程中，可通过取样筒随时检查颗粒状态，如不合要求，可调节制粒所需的几个参数（风机拖动力、雾化空气压力、雾化角度、输液量）直到得到满意的颗粒。一旦这些参数确定以后，不要轻易改变。

4．从主机上的视镜内可以观察到流态化的状态，在制粒过程中，要经常观察流态化状态，对温度适应范围小的物料更应如此。

5．当流浸膏或黏合液喷完以后，应加入少许温水再喷雾，此时不仅可以对蠕动泵进行清洗，同时也对喷枪、输液管进行清洗，可避免喷枪第二次使用时出现阻塞现象。

6．可编程序控制器主机程序在设备出厂之前已设定好，在工作过程中，不能改变可编程序控制器的程序。

7．捕集袋应每班拆下清洗，否则会因粉尘过多造成阻塞，影响流态化的建立和制粒的效果，更换品种时，主机应清洗。

8．整个干燥制粒过程完成后，风机应停止工作。

9．按设备清洁规程做好清洁卫生，填写《实验仪器使用登记册》。

四、多功能干燥制粒包衣机维护与保养

1．风机要定期清除机内的积灰、污垢等杂质，防止锈蚀，每次拆修后应更换润滑脂。

2．控制柜上的油雾器要经常检查，定期加油，润滑油为5#、7#机械油，如果缺油会造成气缸故障或损坏，分水滤气器要定期放水，一般情况下应每天放一次。

3．扩散干燥室、底喷枪室的支承轴旋转应灵活，转动处要定期加润滑油。

4．设备闲置未使用时，应每隔30天起动一次，起动时间不少于1小时，防止因时

间过长气阀的润滑油干枯，造成气阀或气缸损坏。

5．主机清洗方法：旋出扩散干燥室、底喷枪室，放下滤袋架，取下过滤袋，关死风门，用清水彻底清洗，烘干后备用，用一定压力的自来水冲洗去残留在主机各部分的物料，冲洗不掉的可用毛刷或布擦洗，洗净后，旋出基座下端的放水塞，放出清洗液，对气流分布板上的缝隙要彻底清洗干净。

五、常见故障及排除方法

多功能干燥制粒包衣机常见故障及排除方法，详见表4-5。

表4-5　多功能干燥制粒包衣机常见故障及排除方法

故障现象	产生原因	排除方法
沸腾状况不佳	1．捕集袋长时间没有抖动，布袋上吸附的粉末太多 2．沸腾高度太高、状态激烈，床层负压高，粉末吸附在捕集袋上 3．各风道发生阻塞，风路不畅通	1．检查捕集袋抖动系统 2．调小风机频率 3．检查并疏通风道
排出空气中的细粉多	1．捕集袋破裂 2．床层负压高将细粉抽出	1．检查捕集袋，如有破口、小孔，必须补好，方能使用 2．调小风机频率
干燥颗粒时出现沟流或死角	1．颗粒含水分太高 2．湿颗粒进入原料容器中置放过久	1．降低颗粒水分 2．先不装足量等其干后再将湿颗粒加入 3．湿颗粒不要久放原料容器中 4．鼓造将颗粒抖散
干燥颗粒时出现结块现象	部分湿颗粒在原料容器中压死	鼓造将颗粒抖散
制粒操作时分布板上有结块	1．喷嘴开关不严而滴漏 2．雾化压缩空气压力太小 3．喷嘴有块状物阻塞 4．喷雾出口雾化角度不好	1．检查喷嘴开闭情况是否灵活、可靠 2．调整雾化压力 3．调输液量，检查喷嘴排除块状异物 4．调整喷嘴的雾化角
制粒时出现豆状的颗粒且不干	1．喷嘴滴漏 2．雾化不佳	1．检查喷嘴开闭情况是否灵活、可靠 2．调整输液量 3．调整雾化压力
温度达不到要求	换热器未正常工作	检查换热器，并处理
包衣效果不佳	1．雾化器未正常工作 2．作业温度不适当 3．沸腾状况欠佳	1．要求调整雾化器的压力，改善包衣液供给情况 2．控制适宜的作业温度 3．调节风机变频器频率 4．调节喷动床与气流分布板之间的间隙

【工序操作考核】

干燥工序操作考核标准，见表4-6。

表4-6 干燥工序操作考核标准

项目	技能要求	考核得分			
		分值	自评	组评	教师评价
零部件辨认	能正确辨认多功能干燥制粒包衣机各零部件名称	10			
生产前检查	环境、温度、相对湿度、储存间、操作间设备状态标志	10			
安装、检查	1. 检查干燥室是否符合工艺需求 2. 操作人员是否在安全线外 3. 接通电源，空机试运行	10			
操作	按程序开机	10			
记录与状态标志	1. 生产记录完整、适时填写 2. 适时填写、悬挂、更换状态标志	20			
生产结束清场	1. 清理产品：交中间站 2. 清洁生产设备：顺序正确 3. 清洁工具和容器 4. 清洁场地、填写记录	20			
安全	听从教师指挥、安排	10			
其他	正确回答干燥过程中常见的问题	10			
合计		100			

实训五 硬胶囊剂生产设备

任务5-1 胶囊充填设备

【实训目的】

掌握胶囊充填设备分类；全自动胶囊填充机的正确操作及维护保养方法。

【设备、材料和工具】

半自动胶囊充填机、全自动胶囊填充机；0号空胶囊、淀粉；维修工具箱。

【实训内容】

一、设备概述

硬胶囊剂是指将一定量的药物或药物加辅料制成均匀的粉末或颗粒充填于空心胶囊中制成的固体制剂。空心胶囊是由明胶或其他适宜的药用材料制成的具有弹性的两节圆筒，分别称为囊体和囊帽，两者能互相紧密套合。

硬胶囊剂的制备一般分为空胶囊的制备和填充物料的制备、填充、封口等工艺过程。

胶囊充填机是硬胶囊剂生产的关键设备，常用的有半自动和全自动胶囊充填机。按工作台运动形式的不同，全自动胶囊填充机又可分为间歇回转式和连续回转式两大类。

二、硬胶囊填充机结构与工作原理

（一）半自动胶囊充填机

1. **主要结构** 半自动胶囊充填机由送囊调头分离机构、药料充填机构、锁囊机构、播囊机构、气动控制和电器控制系统、保护装置等部件以及真空泵和气泵附件组成，如图5-1所示。

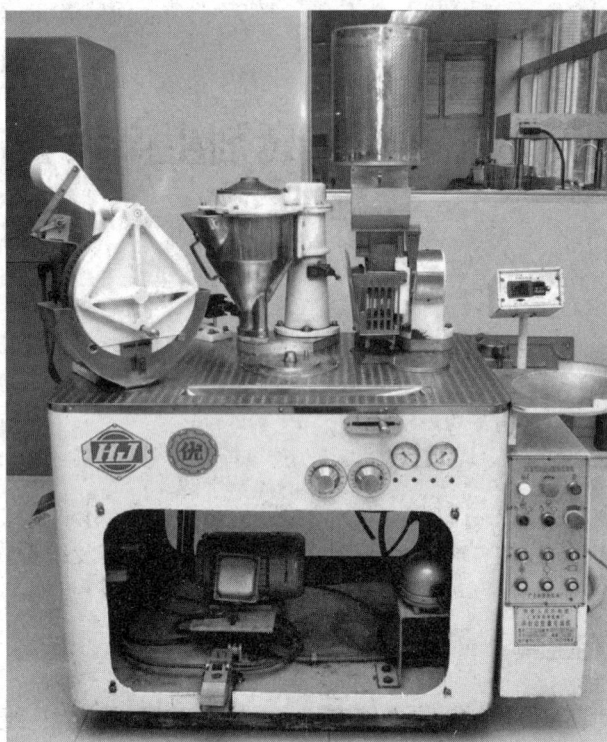

图5-1 半自动胶囊充填机

（1）播囊机构　把空心胶囊从料斗插入到拨囊管中，播囊下方设有弹簧片开关，当播囊管受到扇形齿轮带动下落至下方时，开关受碰铁作用放出一排胶囊，播囊管向上回升时开关即刻关闭播囊管。已下落在胶囊梳上的胶囊受推囊板作用向前推至调头位置，胶囊受压囊头向下推压并同时调头（体朝下帽朝上），模具下方配有负压气流，当胶囊受压囊头下压离开胶囊梳时，胶囊受模具孔中的气流作用吸入模具，由于上模孔中有一小台阶阻止胶囊帽留在上模内，胶囊体受真空作用继续下滑到下模孔内，由此机构完成胶囊的排囊、调头、分离（拔囊）工作。

（2）充填结构　把药料按顺序自动装入胶囊模具里的空胶囊内，带动螺旋桨使药料强制灌入空胶囊。

（3）锁紧机构　把已装满药料的胶囊（上下模合在一起）进行锁紧，通过脚踏阀使顶胶囊气缸动作，用于推动胶囊模具，使顶针复位将胶囊顶出，流入集囊箱里。

（4）空气控制系统　使用的压力为0.4~0.7MPa，由气泵送来的压缩空气经三联体处理后送向脚踏阀和电磁阀。

2. 工作原理　启动真空泵与气泵，其旋转方向必须要与指示箭头方向一致。将旋钮都旋向低的位置。再启动播囊电机。按下"3QA"，旋动旋钮使播囊机构逐步升速，直至最高速，应无机构卡滞现象和不正常噪音。将料倒入空胶囊，先低速试播囊，在正常状态下逐步升速，按所购空囊的质量好坏确定其运行速度，胶囊好速度快，胶囊差速度相对慢些。将下模板扣在转盘上，并给料斗加药，按下"4QA"，料斗即行对胶囊进行充药。将上模板盖回已充药的下模板，并将它们同时移向锁紧工位。使顶针正好插入模孔，让锁紧盖板转向下方，用脚轻踏脚踏阀，使胶囊锁紧并流入集囊箔。

半自动胶囊充填机按照拔囊→分囊→充填→锁囊→出囊的顺序制造硬胶囊剂。

（二）全自动胶囊充填机

1. 主要结构　全自动胶囊充填机的结构由空胶囊下料装置、胶囊分送装置、粉剂下料装置、计量盘机构、胶囊充填封合机构、箱内主传动机构和电器控制系统等组成，如图5-2所示。

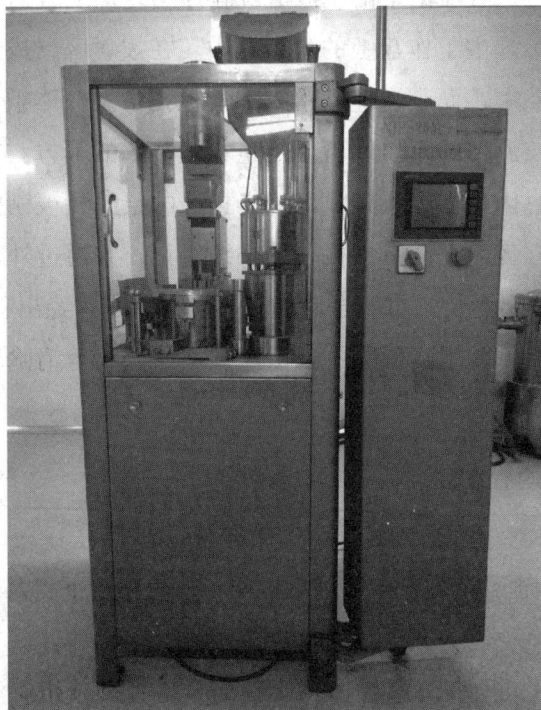

图5-2　全自动胶囊充填机

（1）空胶囊下料装置　由料斗与输送管路组成，主要储存空胶囊并使空胶囊逐个的竖直进入胶囊分送装置。

（2）胶囊分送装置　使空胶囊进入分送装置的选送叉内，选送叉向下动作一次会送下六粒胶囊，并且胶帽在上。同时，真空分离系统把胶囊顺入到模块中，并将体帽分开。

（3）粉剂下料装置 由粉斗、粉斗螺杆、下料输送管等组成，主要是在螺杆和搅拌作用下把存储的粉剂有控制的送入计量盘上。

（4）计量盘机构 根据胶囊规格及装量所匹配的计量盘规格。粉剂在间歇旋转的计量盘内经过五次充填压实成药柱，并推入到下模块的胶囊内。

（5）胶囊充填封合机构 当推入药柱胶囊下胶囊体后，上、下模块的胶帽与下胶囊体推向上使之扣合。

（6）箱内主传动机构 箱内通过电机、箱式间歇回转机构、齿轮副、减速凸轮副和链传机构完成执行工作所需动力，同时，变频电机达到变频调速功能。

（7）电器控制系统 由PLC系统控制显示各胶囊充填的工艺要素。

2. **工作原理** 工作时，回转台将胶囊输送至各工作区域，在各区域短暂停留时，各种作业同时进行。自贮囊斗落下的空胶囊经排序与定向装置后，均被排列成胶囊帽在上的状态，并逐个落入主工作盘上的囊板孔中。在拔囊区，拔囊装置利用真空吸力使胶囊帽留在上囊板孔中，而胶囊体则落入下囊板孔中。在体帽错位区，上囊板连同胶囊帽一起被移开，胶囊体的上口则置于定量充填装置的下方。在充填区，药物被定量充填装置充填进胶囊体。在废囊剔除区，未拔开的空胶囊被剔除装置从上囊板孔中剔除出去。在胶囊闭合区，上、下囊板孔的轴线对正，并通过外加压力使胶囊帽与胶囊体闭合。在出囊区，出囊装置将闭合胶囊顶出囊板孔，并经出囊滑道进入包装工序。在清洁区，清洁装置将上、下囊板孔中的胶囊皮屑、药粉等清除。随后，进入下一个操作循环。

三、全自动胶囊填充机操作

（一）开机前准备

1. 操作前打开粉剂下料装置和计量盘机构，检查粉剂下料及充填工作区域中有无异物或有无卡带现象。

2. 按照GMP要求，检查设备与物料接触部分是否符合相应洁净要求，如为达到则重新清洗和干燥。

3. 检查主机和附件各部分是否齐全有效，并检查紧固件有无松动，发现松动予以紧固。

4. 检查真空管路、吸尘器管路是否与主机接通。

5. 对需充填的物料应进行检查，不得有金属等异物混入，以免发生意外。

6. 最后检查设备其他部件有无异常，无异常方能开车。

（二）开机操作

1. 接通电源，先启动真空泵，再启动主电机。

2. 将所用号数的空胶囊盛入容器内；检查药粉搅拌器是否固定，将药粉盛入粉斗内，使搅拌器按钮处于自动位置。

3. 将机器运转半分钟后停机，调整充填装量。

4. 送囊开始不加药粉，在操作过程中，应检查胶囊容器内是否有一定数量的胶囊；如有未锁紧和扎伤的胶囊阻碍送囊板上三条槽中的一条，可用镊子将它除去。

5. 如果水平叉不能将胶囊推到正确的位置时，应重新调整水平叉位置，当垂直叉下降时，胶囊被引导进入模块内无任何困难后再将其锁紧。

6. 在真空管路上装有仪表，以检查真空的数值，真空数值必须在0.02~0.04MPa范围内。

7. 调整药粉的高度可以改变粉盆的粉层高度和密实性，使粉柱保持稳定。

8. 机器停车前，首先应停止药粉的供料，再按主机停止键。

9. 关闭真空泵，清理卫生，包括台面、粉斗等各处吸尘，最后关闭电源。

10. 操作完毕后，关闭电源，按清洁操作规程对设备进行清洁，填写《实验仪器使用登记册》。

（三）操作注意事项

1. **注意事项** 第一次启动真空泵时要检查电机转动方向，方向错误时调换电源相序；运转过程中及时添加物料和空心胶囊，检查平均装量，并根据监测情况调节装量。

2. **异常情况处理** 真空度不够，胶囊打不开，处理方法：打开过滤器，清理堵塞的污物；机器不启动，门灯亮，说明某个门没关严，处理方法：检查并关闭没关严的门；需立即停机时，按紧急开关，机器停机并自锁，再开机时要打开紧急开关自锁。

四、全自动胶囊填充机维护与保养

1. 机器运行或停用时间较长，以及更换药型时，都要对与药粉直接接触的零部件进行清理。

2. 工作时应经常清理工作台面上废胶囊和药粉积层。

3. 根据使用情况，定期清理真空系统、吸尘系统和管路，过滤网、过滤袋等。

4. 加注凸轮及传动部件润滑油时，应先擦净油垢，以便观察磨损及运转情况。

5. 链条在涂润滑脂时，如发现键条过松，应适当调整张紧轮，但不得取下链条或脱离任何一个传动轮。

6. 机器运行1000小时或一年，将回转台部件进行一次全面清洗。

7. 维修人员每年要清洗变速箱和传动箱，清洗电机及其他电器部分，检查电机绝缘状况。

五、常见故障及排除方法

全自动胶囊充填机常见故障及排除方法，见表5-1。

表5-1　全自动胶囊充填机常见故障及排除方法

故障现象	产生原因	排除方法
胶囊滑道中胶囊下落不畅	1. 个别胶囊外径尺寸过大 2. 有异物阻塞	1. 更换合格胶囊 2. 用工具取出异物
排送胶囊不能进入到囊板孔中	1. 卡囊弹簧开合时间不当 2. 推囊爪及压囊位置不当	1. 调整开合时间 2. 调整位置
胶囊体、帽分离不良	1. 真空分离器表面有异物 2. 底部顶杆位置不当，上下囊板错位 3. 囊板孔中有异物达不到要求	1. 排除废胶囊，清理异物 2. 调整顶杆位，紧固囊板位 3. 清理过滤器，检查真空系统，调节表压
突然停机	1. 料斗粉用完 2. 料斗出料口受阻 3. 电控元件故障	1. 添加药粉 2. 排除异物 3. 相应检修
料粉用完仍不停机	电控系统故障	相应检修

【工序操作考核】

硬胶囊填充工序操作考核标准，见表5-2。

表5-2　硬胶囊填充工序操作考核标准

项目	技能要求	分值	考核得分		
			自评	组评	教师评价
零部件辨认	能正确辨认全自动胶囊填充机各零部件名称	10			
生产前检查	环境、温度、相对湿度、储存间、操作间设备状态标志	10			
安装、检查	接通电源，空机试运行	10			
操作	1. 打开电源开关、打开进水阀门，对水箱注水、启动真空泵	30			

项目	技能要求	分值	考核得分		
			自评	组评	教师评价
操作	2．开机空转，把空心胶囊和颗粒分别加入相应料斗中，开始手动供料，至计量盘有2/3药品后停止 3．调节好装量后，按下自动供料按钮，使机器连续运转 4．能根据药物的性质选择硬胶囊的包装形式、材料	30			
记录与状态标志	1．生产记录完整、适时填写 2．适时填写、悬挂、更换状态标志	10			
生产结束清场	1．清理产品：交中间站 2．清洁生产设备：顺序正确 3．清洁工具和容器 4．清洁场地、填写记录	10			
安全	听从教师指挥、安排	10			
其他	正确回答胶囊填充过程中常见的问题	10			
合计		100			

任务5-2　软胶囊剂成型设备

【实训目的】

1．掌握滚模式软胶囊机的正确操作及维护保养方法。

2．熟悉软胶囊剂生产线。

【设备、材料和工具】

滚模式软胶囊机；明胶、纯化水、植物油；维修工具箱。

【实训内容】

一、设备概述

软胶囊剂是将一定量的液体药物密封于软质囊材中制成的固体制剂，又称胶丸。

软胶囊剂的制备方法有压制法和滴制法两种。通过压制技术制成的软胶囊剂称为有缝胶丸，通过滴制技术制成的软胶囊剂称为无缝胶丸。

成套的软胶囊剂生产设备包括溶胶设备、药液配制设备、软胶囊剂制丸（包括压制和滴制）设备、软胶囊剂清洗机、软胶囊剂干燥机和回收设备等，其中软胶囊剂制丸设备为主要设备，即成型设备。根据成型设备的不同软胶囊剂生产设备可分为压制式软胶囊机和滴制式软胶囊机。

压制式软胶囊机是指制丸设备运用模压法原理进行生产的软胶囊剂专用设备，可分为滚模式软胶囊机和平板模式软胶囊机，目前应用非常广泛。

二、滚模式软胶囊机结构与工作原理

1. 设备结构　主要由软胶囊机的主机（核心设备）、控制系统（控制中心）、干燥机、滚模组件、移动平台和真空搅拌罐等组成。软胶囊机的主机包括机座、传动系统、胶带轮、油滚系统、下丸器、左、右展布箱和供料系统。控制系统包括主机电机、油泵电机各加热器和装有PLC、变频器、人机界面和空调等的控制箱。干燥机包括一节转笼和一台风机。滚模组件包括一对滚模、配套的料液分配板、注射器、密封垫和齿轮（图5-3）。

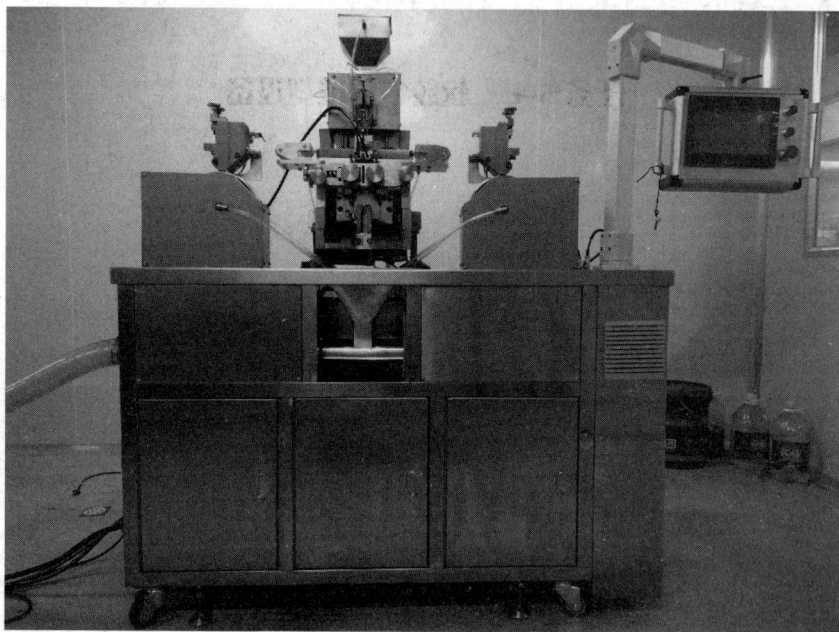

图5-3　滚模式软胶囊机的结构

2. 工作原理　工作时，溶胶设备中化好的胶浆经过左右两根输胶管分别通过两侧预热的涂胶机箱将胶浆涂布在温度为16~18℃的鼓轮上，随鼓轮的转动从而定型成一定厚度的明胶带，并沿着胶带导杆和送料轴送入两滚模之间。同时药液由供料泵经导管进入温度为37~40℃的楔形注射器中，借助供料泵的压力将药液及胶带压入两个滚模的凹槽中，由于滚模的连续转动，在机械压力下使两条胶带呈两个半囊形并将药液包封其内，剩余的胶带被切断分离成网状，俗称胶网。胶丸依次落入导向斜槽内，并由输送机送出。结构和工作原理如图5-4所示。

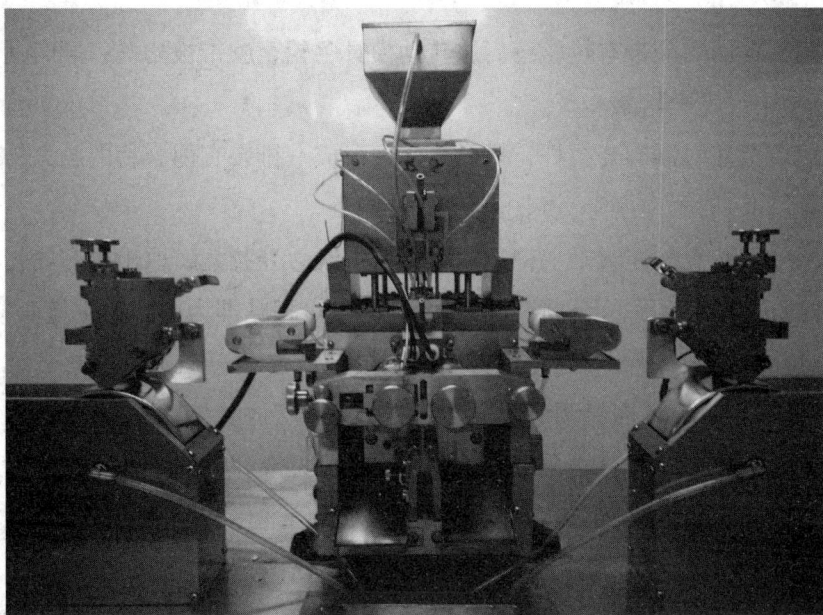

图5-4 滚模式软胶囊机的工作原理图

三、滚模式软胶囊机操作

（一）开机前准备

1. 检查设备的状态标志、使用基本情况以及进行开机前的准备。

2. 接上主机电源，启动设备，在主机"温控操作"画面设定左、右展布箱温度为60℃，注射器温度为37℃。

3. 在其他操作画面启动空调，打开转笼风机、输胶保温设备以及保温电加热毯等。

4. 等待空调、电加热毯温度、注射器温度和左、右展布箱温度等达到设定条件。

（二）开机操作

1. 打开油箱放油阀门，当油滚表面渗出油后调节油箱阀门；打开胶桶进压缩空气的阀门，调节压力保持桶内压力为0.03MPa左右。

2. 开启胶液出料阀门，胶液经输胶管进左、右展布箱，当箱内胶液达到2/3处时，在"主机操作"界面上设定车速2转/分左右，并启动主机。

3. 顺时针等量旋转左、右展布箱上的左、右手轮，调节胶带厚度（0.4~0.9mm），并且厚度误差不得大于0.05mm，同时转动左侧的压紧模具手轮，胶带被模具压出均匀模腔印时，停止转动。

4. 放低注射器组件于两胶带之间，在"温控操作"界面上设定注射器温度为38~45℃。

5. 当模具下面的胶带有热软感后，转动模具手轮至胶带被切落；同时适当调整注射器温度至哈夫线完全熔融。

6. 快速合上注射器的开关杆，模具下面便形成一排装有内容物的胶丸；调整胶带厚度、润滑性和注射器温度等直到压出合格胶丸。

7. 任取一粒胶丸放在天平上称重后，自哈夫线剪开胶丸，取出内容物，乙醇溶液清洗胶皮并擦干；放在天平上称胶皮重量，两次重量相减即为内容物重量。

8. 胶丸填充过程中每60分钟检查一次装量，当装量不准确时，调节泵体后面的装量调节装置，顺时针（面对调节装置）旋转手轮为增加装量，反之亦然。

9. 当胶丸的丸形、装量均合格时，调转主机胶丸溜斗方向，使胶丸经溜斗进入转笼内，启动"转笼操作"，"正转"表示定型干燥胶丸，"反转"表示输出胶丸。

10. 停机时，先停止注射药液，关闭加热开关、真空搅拌罐的进气阀门，打开胶桶上的排气阀门，放尽输胶管中的残余胶液；待左、右展布箱中胶液低于胶盒1/4时，依次关闭输胶保温设备、转笼风机、空调、油箱上的放油阀门以及主机电器箱上开关，最后关闭总电源开关。结束后按清洁操作规程对设备进行清洁。

（三）操作注意事项

1. 主机操作

（1）为保证生产安全及正确使用设备，新机器各部件未完全磨合前滚模转速不宜超过2.5转/分。

（2）主机设备安装滚模，加压板簧已压紧滑块时不能开动主机，加压必须在运转中进行，不安装滚模启动主机空转时，必须松开加压板簧。

（3）滚模是硬铝合金或铜合金制成的精密零件，调整时一定注意保护，避免磕碰，严禁将硬物掉入两滚模间；滚模上无胶膜时，注射器严禁放置滚模上；滚模对线齿盘或注射器交换齿轮啮合时，必须锁紧，不得错位。

（4）为避免划伤胶带轮，严禁用锐器铲胶膜；为避免损坏油滚系统的传动部件，严禁强行将堆积胶膜送入油滚系统；一旦发现下丸器、拉网轴有硬物时，立即停机。

（5）注射器在未与胶膜接触的情况下严禁通电加热超过50℃；调节柱塞装量时必须在供料泵运转中进行。

2. 电器操作

（1）所有设备通电前必须检查，所有插头严禁带电插拔，所有插头插座必须保持清洁干净，避免漏电或短路。

（2）干燥机转动换向时必须将设备停稳后方可进行换向操作，严禁突然换向。

（3）加热棒及传感器没有放置在左、右展布箱或注射器内时，严禁通电加热。

（4）一旦发现紧急情况，请立即按下设备左侧靠后的紧停开关，设备将停止运转和加热，触摸屏显示紧急停止状态画面。

四、滚模式软胶囊机维护与保养

（一）日常维修保养

1. 每批生产结束后需对供料板组合、料液分配板、下丸器、输料管和滚模等进行清洗和保存，同时需对传动系统箱和供料泵进行及时清洗过滤器和更换润滑油，对干燥机转笼清洗时注意保护两端塑料圆盘，严禁磕碰和将转笼放在地上滚动。

2. 每班检查供料泵、传动系统箱和油滚系统内润滑油容量，并保持液位线高度；检查主机传动带的松紧程度，发现过松及时调整；清洁干燥机进风口，保持清洁与通畅；每批生产结束后及时清理干燥机内置接油盘和通风管。

3. 开始生产时应注意控制注射器温度，避免胶膜过热缠绕下丸器，一旦发现胶膜缠绕下丸器，应立即清理。同时使用过程中对设备各润滑油孔应及时注油，保持相应的润滑性。

4. 滚模加工精细，表面涂有特氟龙涂层，所以滚模不得与任何坚硬物体和利器接触，除安装外，必须放置在专用的模具盒内，生产过程中可用竹片等软性物体清除滚模上的异物。设备使用过程中两滚模间无胶膜时，左右滚模不得加压紧贴，一旦发现滚模模腔凸台角有磨损，胶丸合缝质量变差，需及时将滚模送检、修复，甚至报废。

5. 擦拭设备时各接线点、插头和插座应保持干燥，维护设备时所有插头严禁带电插拔。

（二）定期维修保养

1. 每季度清洗油滚系统一次，输油轴内部保持清洁，涂医用凡士林使齿轮保持一定的润滑性。

2．每半年更换一次油滚系统上的涂油套。

3．每年对整机分解检查和清洗一次（2根进料管除外），分解和装配时要避免传动部件相互磕碰。

4．定期检查控制系统中各电机、供电回路的绝缘电阻（应不小于5MΩ）及设备接地的可靠性，确保用电安全。

五、常见故障及排除方法

滚模式软胶囊机常见故障及排除方法，见表5-3。

表5-3　滚模式软胶囊机常见故障及排除方法

故障现象	产生原因	排除方法
胶丸		
胶丸形状不对称	两侧胶膜厚度不一致	校正两侧胶膜厚度，使之一致
胶丸表面有麻点	1．胶液不合格	1．更换胶液
	2．胶带轮划伤或磕碰	2．停机修复或更换胶带轮
胶丸畸形	1．胶膜太薄	1．调节胶膜厚度
	2．环境温度低，注射器温度不适宜	2．调节环境温度，调节注射器温度
	3．内容物温度高	3．改善内容物温度
	4．内容物流动性差	4．改善内容物流动性
	5．滚模模腔未对齐	5．停机，重新校对滚模同步
胶丸接缝质量差（接缝太宽、不平、张口或重叠）	1．滚模损坏	1．更改滚模
	2．注射器损坏	2．更换注射器
	3．胶膜润滑不足	3．改善胶膜温度
	4．供料泵喷注定时不准	4．停机，重新校对喷注同步
	5．滚模模腔未对齐	5．停机，重新校对滚筒同步
	6．滚模压力小	6．调节压紧模具手轮
胶丸封口破裂	1．胶膜太厚	1．减少胶膜厚度
	2．胶液不合格	2．调换胶液
	3．注射器温度太低	3．提高注射器温度
	4．滚模模腔未对齐	4．停机，重新校对滚模同步
	5．内容物与胶液不适宜	5．检查内容物，调整内容物和胶液
	6．环境温度太高或湿度太大	6．降低环境温度和湿度
胶丸中有气泡	1．料液过稠夹有气泡	1．排除料液中气泡
	2．供液管路密封破坏	2．更换密封配件
	3．胶膜润滑性不良	3．改善润滑性
	4．注射器变形	4．更换注射器
	5．注射器位置不正	5．摆正注射器

续表

故障现象	产生原因	排除方法
胶丸装量不准	1. 内容物有气体 2. 供液管路密封破坏 3. 供料泵柱塞磨损尺寸不一致 4. 料管及注射器内有杂物 5. 供料泵喷注定时不准	1. 排除内容物中气体 2. 更换密封配件 3. 更换柱塞 4. 清洗料管、注射器等供料系统 5. 停机，重新校对喷注同步
胶膜		
胶膜有线条状凹沟或割裂	1. 胶膜出口处有异物、硬胶 2. 展布箱前板损坏	1. 清除异物或硬胶，可不停机 2. 停机修复或更换展布箱前板
胶膜高低不平有斑点	1. 胶带轮上有油或异物 2. 胶带轮划伤或磕碰	1. 用清洁布擦净皮轮 2. 停机修复或更换胶带轮
单侧胶膜厚度不一致	展布箱安装不当，展布箱出口与胶带轮母线不平行	调整展布箱，使展布箱在胶带轮上摆正
胶膜在油滚器与滚模之间弯曲、堆积	1. 胶膜过重 2. 注射器位置不当 3. 胶膜润滑性不好	1. 校正胶膜厚度，不需停机 2. 校正注射器位置，不需停机 3. 改善胶膜润滑性，不需停机
胶膜黏在胶带轮上	冷风量偏小，风温或明胶温度过高	增大冷空气量，降低风温及明胶温度，不需停机
胶膜过窄引起破囊	1. 展布箱出口有阻碍物 2. 胶带轮过冷	1. 除去阻碍物 2. 适当调高空调温度
其他		
展布箱出口有胶块拖曳	开机后短暂停机胶液结块或开机前展布箱清洗不彻底	清除胶块，必要时停机重新清洗展布箱
网胶拉断	1. 拉网压力过大 2. 胶液不合格	1. 调松拉网轴固定螺丝 2. 调换胶液
滚模对线错位	机头后面对线机构未锁紧	停机，重新校对滚模同步，并将螺钉锁紧

【工序操作考核】

软胶囊成型工序操作考核标准，见表5-4。

表5-4 软胶囊成型工序操作考核标准

项目	技能要求	考核得分			
		分值	自评	组评	教师评价
零部件辨认	能正确辨认滚模式软胶囊机各零部件名称	10			
生产前检查	1. 能参照D级洁净区要求进行正确更衣 2. 能辨别操作间的状态标志并填写相关文件 3. 会检查操作间的环境温度、压力、相对湿度以及水、电、气等状态是否正常	20			

项目	技能要求	分值	考核得分		
			自评	组评	教师评价
生产	1. 能正确安装设备各部件，在通电后设备能正常运行 2. 能正确设定明胶、甘油、水的比例，并制备胶浆 3. 能正确配制药液 4. 能生产出合格的胶丸 5. 能按照操作规程进行胶丸的定型和干燥 6. 能挑出外形、合缝等不合格的胶丸，并进行正确的检丸 7. 能根据药物的性质选择胶丸的包装形式、材料和容器	30			
记录与状态标志	1. 生产记录完整、适时填写 2. 适时填写、悬挂、更换状态标志	10			
生产结束清场	1. 清理产品：交中间站 2. 清洁生产设备：顺序正确 3. 清洁工具和容器 4. 清洁场地、填写记录	10			
安全	听从教师指挥、安排	10			
其他	正确回答软胶囊成型过程中常见的问题	10			
合计		100			

实训六　片剂生产设备

任务6-1　旋转式压片机

【实训目的】

1. 掌握旋转式压片机的正确操作及维护保养方法。
2. 熟悉压片设备。

【设备、材料和工具】

旋转式压片机；淀粉、纯化水、淀粉浆、硬脂酸镁；维修工具箱。

【实训内容】

一、设备概述

压片设备（压片机）是将各种颗粒状或粉状物料通过特定的模具压制成片剂的机器。按所压片剂形状不同，可分为普通片压片机、异形片压片机、多层片压片机、包芯片压片机；按照工作原理的不同，可分为单冲式压片机、旋转式多冲压片机和高速旋转式压片机等。压片机的基本结构由冲模、加料机构、填充机构、压制机构和出片机构等组成。

二、设备结构与工作原理

（一）ZP-5A旋转式压片机结构

ZP-5A旋转式压片机主要由传动装置、工作部分，如转盘、压轮、片重（填充）调节器、片厚（压力）调节器、加料斗、月形栅式加料器、罩壳部分等组成。如图6-2所示。转盘是核心部件，是一个可绕轴旋转的圆盘。转盘有上、中、下三层，中模以等距固定在中层环形模盘上，上冲及下冲分别安装在上、下冲转盘与中模相同的圆周等距布置的孔中，且可以靠固定在转盘上方及下方的导轨及压轮等作用上升或下降。此外，还有可绕自身轴线旋转的上、下压轮，以及片重调节器、出片调节器、加料器、刮料器等装置。

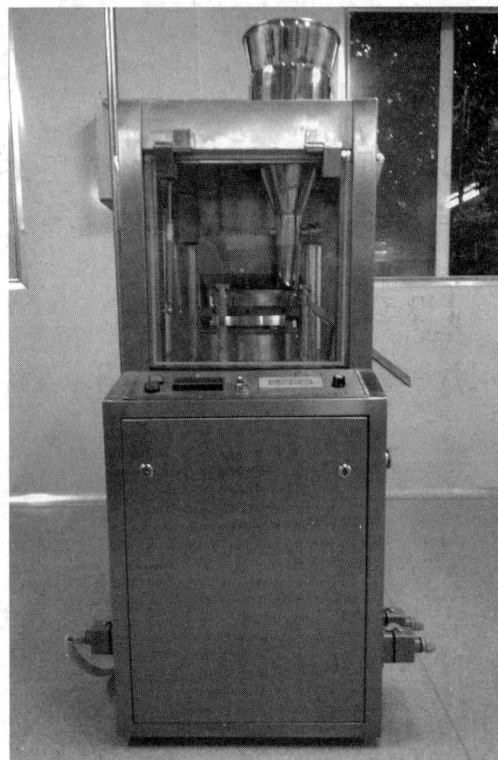

（二）ZPS-8旋转式压片机结构

ZPS-8旋转式压片机主要由传动装置、工作部分，如转盘、压轮、片重（填充）调节器、片厚（压力）调节器、加料斗、月形栅式加料器、洗尘装置、罩壳部分等组成（图6-2）。

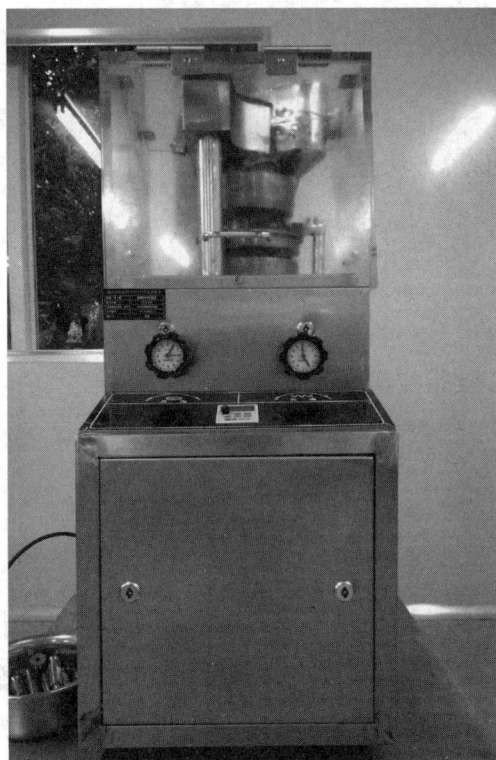

图6-1 ZP-5A旋转式压片机   图6-2 ZPS-8旋转式压片机

（三）ZP-10A旋转式压片机结构

ZP-10A旋转式压片机结构，见图6-3。

（四）工作原理

工作时，由转台的旋转带动多组冲模作顺时针旋转。物料由加料斗通过月形栅式加料器流入位于其下方旋转平台的模圈的中模孔中。在转盘回转到压片部分时，上冲与下冲在两个压轮的作用下将物料压制成片。压片后，下冲上升将药片从中模孔内顶出，在转盘运转到加料器处靠加料器的圆弧形侧边推出转盘。每副冲模通过月形栅式加料器、上下导轨及上下压轮等机构而形成加料、充填、压片及出片等连续制片的工艺过程。

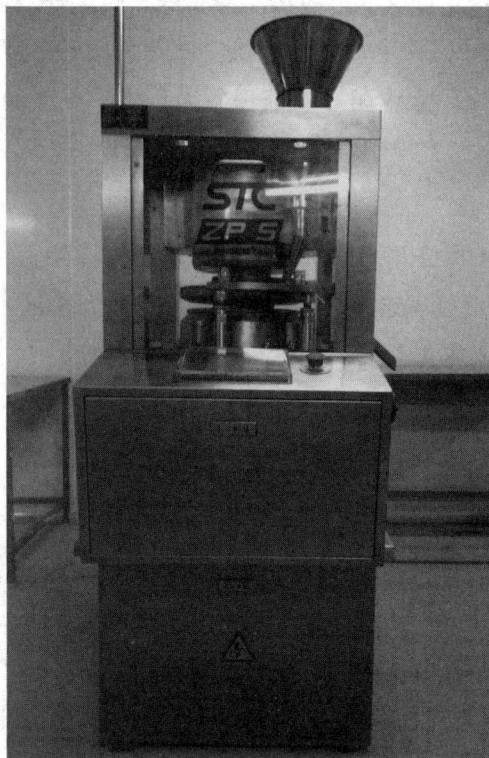

图6-3 ZP-10A旋转式压片机

三、设备操作

(一)ZP-5A旋转式压片机的安装与调试

1. 冲模的安装与调整

(1)冲模安装前准备工作 拆下料斗、加料器。打开右门,转动手轮清洁转台工作面、模孔和所需安装的冲模。旋转压力调节手轮,将压力调动最小。拆下下冲装卸轨。

(2)中模的安装 将转台上中模紧固螺钉旋出转台外缘1mm左右,注意与出片嘴等部件不要相碰,以使中模装入时不与螺钉的头部相碰为宜。中模装置较紧,放置时要平稳,将打棒穿入上冲孔,然后轻轻打入。中模进入模孔后,以平面不高出转台平面为合格,然后将螺钉固紧。

(3)上冲的安装 首先将嵌舌翻上,然后将上冲杆插入孔内,用拇指和示指旋转冲杆，检验头部进入中模上下滑动的灵活性，无卡阻现象为合格。再转动手轮至冲杆颈部接触平行轨。上冲杆全部装毕，嵌舌复位。

（4）下冲的安装　按上冲安装的方法安装，装毕将下冲装卸轨安装上。

（5）试运行　全套模具装毕，转动手轮，使转台旋转2周，观察上下冲杆进入中模孔及在轨道上运行情况。无卡阻和碰撞现象为合格。注意最高点（即出片处）应高出转台工作面0.1~0.3mm。关闭所有门、开动电动机，空转2分钟，待运转平稳后方可使用。

2. 加料器的安装与调整　将加料器装在加料器支撑架上，然后将滚花螺钉拧上，再调节螺钉，使加料器底面与转台工作台面之间间隙为0.05~0.1mm，拧紧滚花螺钉。再调整刮粉板高低，使底平面与转台工作面平齐，将螺钉拧紧。

3. 充填量的调节　充填调节由安装在机器前面右边的调节手轮控制，手轮边上有指示标志。当手轮按顺时针方面旋转时，充填量减少，反之增加。调节时应注意加料器中有足够的颗粒，同时调节压力使片子有足够的硬度，以便称量。

4. 片剂厚度（压力）调节　片剂厚度（压力）调节是由安装在机器前面左边的调节手轮控制，手轮边上有指示标志。当手轮按逆时针方向旋转时，片剂厚度降低（压力增大），反之片剂厚度增加（压力减小）。当充填量调定后，检查片剂的厚度以及硬度，再作适当的微调，直至合格。

5. 输粉量的调整　当充填量调妥后，调整颗粒的流量。首先松开斗架侧面的螺钉，再旋转斗架上调整螺钉，调节料斗口与转台工作面的距离，以一般观察加料口内颗粒的积贮量勿外溢为合格。调整后，将螺钉旋紧。

6. 速度的选择　调节速度方法比较简单，只要旋转调节旋钮，顺时针为转速增加，反之速度减小。关键是速度的选择对机器使用寿命、片重、片剂的质量有直接的影响。由于颗粒的性质、黏度、含水量、颗粒的粒径分布以及片径大小、压力不同，故不能作统一的规定，只能根据技术人员经验来确定。但一般情况，若压制矿物、植物纤维含量大、大片径、黏性差的物料，宜采用低速压片。最高速度一般不超过25转/分。反之，如果压制黏性、流动性好、小片径、易成型的颗粒，可以选择较高速度。最佳的压片速度可通过试压、调整得到。建议持续压片时的转速不超过最高额定转速的80%。

（二）ZPS-8旋转式压片机冲模的安装

1. 冲模安装前　首先拆下下冲装卸轨、拆下料斗、出料嘴、加料器，打开右下侧门，把手轮柄扳出。然后将转台工作面、模孔和安装用的冲模逐件揩擦干净，将片厚调至5mm以上位置，预压也调至6mm以上位置。

2. **冲模的安装** 将转台上冲模紧定螺钉逐件旋出转台外缘2mm左右，勿使冲模装入时与紧定螺钉的头部碰撞为宜。冲模放置时要平稳，将打棒穿入上冲孔，上下锤击冲模轻轻打入。冲模进入模孔后，以平面不高出转台平面为合格。然后将紧定螺钉固紧。

3. **上冲的安装** 首先将上平行盖板和嵌轨拆下，然后将上冲杆插入孔内，用拇指和示指旋转冲杆，冲杆头部进入中模以上下滑动灵活、无卡阻现象为合格。再转动手轮至冲杆颈部接触平行轨。上冲杆全部装毕，将嵌轨、平行盖板装上。

4. **下冲的安装** 按上冲安装的方法安装，装毕将下冲装卸轨装上。

5. **全套冲模装毕** 转动手轮，使转台旋转2周，观察上下冲杆进入中模孔及在轨道上运行情况。无碰撞和卡阻现象为合格。注意下冲杆上升到最高点时（即出片处）应高出转台工作面0.1~0.3mm。把手轮柄扳入，关闭右下侧门。然后开动电动机，空转5分钟，待运转平稳后方可投入生产。

（三）ZP-10A型旋转式压片机冲模的安装

冲模安装前首先应开启操作面左侧的边门，装上试车手轮，然后将转台的工作面、上下冲杆孔、冲模孔和所需安装的冲模擦拭干净，然后按下列步骤进行安装。

1. **冲模的安装** 转台上冲模固紧螺钉逐件旋出到转台外缘，而且相平，以避免冲模装入时与螺钉头部相互碰撞。冲模与孔是过渡配合，故冲模须放平，再用打棒由上孔穿入，并用手锤轻轻敲入，以冲模孔与平面不高出转台工作面为合格，然后将螺钉固紧。若要更换冲模，拆下冲模时可用本机专用的冲模拆卸器。

2. **上冲的安装** 将上轨道的嵌舌往上翻起，可在冲杆尾部涂些植物油，再逐件插入转台内，注意冲杆头部进入冲模孔后，上下及转动均应灵活自如，否则就必须检查冲模质量是否符合要求，上冲杆安装完毕后必须将嵌舌翻下。

3. **下冲的安装** 打开操作台前右边门，拆下在主体前面上装卸下冲杆用的垫块，即可装入下冲杆，装妥后必须将垫块复原。

冲模全套安装完毕后，按正常运转方向盘动试车手轮，将转台顺时针旋转1~2周，观察上、下冲的运行情况，不可有碰撞和硬摩擦。

（四）开机操作

1. 调试正常后，打开电箱门，合上电源开关。

2. 操作面板上指示灯亮，按下"run"键，慢慢旋转变频旋钮，速度就会慢慢加上去，如需紧急停车，按一下"stop"键，压片机就会立即停止运行。

3．在压片结束后，打开电箱门，切断电源，按设备清洁规程做好清洁卫生，填写《实验仪器使用登记册》。

四、设备维护与保养

1．拆卸压片机后，清洁加料器和布粉器，清洁出片槽和起粉器，清洁刮粉器和排粉罩。

2．清洁上冲杆及存油圈，清洁下冲杆，涂抹防锈油。

3．清洁上、下导轨。

4．用真空吸尘器处理掉压片机中余料和残渣。

5．检查各部件有无泄漏、松动或损坏。

6．按照设定的工作时间和休止时间周期润滑。

7．定期检查机件，每月1~2次，检查项目为蜗轮蜗杆、轴承、压轮曲轴、上下轨道等各活动部件是否转动灵活和其磨损情况，发现缺陷应及时修复。

8．一次使用完毕或停工时，应取出剩余粉剂，刷清机器各部分的残留粉末，如停用时间较长，必须将冲模全部拆下，并将机器全部揩擦清洁，机件的光面涂上防锈油，用布蓬罩好。

五、常见故障及排除方法

旋转式压片机常见故障及排除方法，见表6-1。

表6-1　旋转式压片机常见故障及排除方法

故障现象	产生原因	排除方法
压力轮不转	1．润滑不足 2．轴承损坏	1．加润滑油 2．更换轴承
机器震动过大或有异常声音	1．车速过快 2．冲头没装好 3．塞冲 4．压力过大，压力轮不转	1．降低车速 2．重新装冲头 3．清理冲头，加润滑油 4．调低压力
强迫刮料器漏粉	1．强迫刮料器底部磨损严重 2．刮料器与转盘台面的间隙过大 3．颗粒中细粉含量过高 4．刮粉刀已磨损，没压实	1．更换强迫加料器 2．重新调试刮料器与转盘台面间距 3．降低原料中细粉的含量 4．更换刮粉刀
润滑油不足保护	当影响润滑供油时，显示"润滑不足"	往润滑油箱中加入润滑油

故障现象	产生原因	排除方法
上、下压轮轴向窜动	1. 压片时因压轮受力，导致圆螺母松脱，产生轴向窜动 2. 压轮内轴承磨损 3. 压轮轴内侧轴端挡圈磨损	1. 套上圆螺母，安装好止动垫圈 2. 停机调换轴承 3. 停机调换轴端挡圈
上轨道磨损	1. 断油产生干磨导致轨面损坏 2. 轨道与冲杆间的润滑油质不好 3. 粉尘太多产生吊冲、黏冲，导致上导轨磨损	1. 轨道面轻度损坏，应及时修复，损坏严重应调换 2. 选择合适的润滑机油，可选用30#齿轮油或空压机油，每班用刷子涂不少于2次 3. 改进制粒工艺，保证颗粒含粉量（100目上）不超过10%
上、下冲过紧保护	上、下冲杆外表面或中模孔内表面有粉末等异物。当上、下冲头运动异常时，过紧检测装置显示"上冲过紧"或"下冲过紧"	1. 逐个检查上、下冲头的松紧程度，找出过紧冲头并把它取下 2. 检查清洗冲头及冲孔，冲头如有严重磨损痕迹及毛刺应进行修复、抛光。把冲头涂油后再装入冲孔，检查冲头松紧程度是否合适 3. 检查冲头过紧检测装置的压紧弹簧是否太松，如太松应适当拧紧下压螺钉，将过载保护弹簧压紧，适当增大过载保护所设定的压力

【工序操作考核】

压片生产工序操作考核标准，见表6-2。

表6-2　压片生产工序操作考核标准

项目	技能要求	考核得分			
		分值	自评	组评	教师评价
零部件辨认	能正确辨认片剂生产设备零部件名称	10			
生产前检查	1. 按要求更衣 2. 检查环境、温度、相对湿度、储存间、操作间设备状态标志 3. 核对本次生产品种的品名、批号、规格、数量、质量，检查物料是否合格 4. 按规定程序对压片设备进行润滑、消毒	10			
压片过程	1. 按流程开机试机 2. 试压：点主机启动，试压一定数量片剂 3. 按流程关机	15			

续表

项目	技能要求	考核得分			
		分值	自评	组评	教师评价
质量控制	片重差异达到要求	15			
记录与状态标志	1. 生产记录完整、适时填写	20			
	2. 适时填写、悬挂、更换状态标志				
生产结束清场	1. 清理产品：交中间站	10			
	2. 清洁生产设备：顺序正确				
	3. 清洁工具和容器				
	4. 清洁场地、填写记录				
安全	听从教师指挥、安排	10			
其他	正确回答压片生产工序中常见的问题	10			
合计		100			

任务6-2 包衣设备

【实训目的】

1. 掌握荸荠式包衣机的正确操作及维护保养方法。

2. 熟悉包衣设备。

【设备、材料和工具】

荸荠式包衣机；压制片、糖浆；维修工具箱。

【实训内容】

一、设备概述

包衣是压片工序之后常用的制剂工艺，是指在片芯的表面包上适宜材料的衣层，使药物与外界隔离的操作。包衣的种类有糖衣、薄膜衣及肠溶衣等。国内常用的包衣方法有滚转包衣法、流化床包衣法和压制包衣法等。

包衣设备是指将素片包制成糖衣片、薄膜衣或肠溶衣片的设备。包衣设备分滚转包衣设备、流化床包衣设备和压制包衣设备。

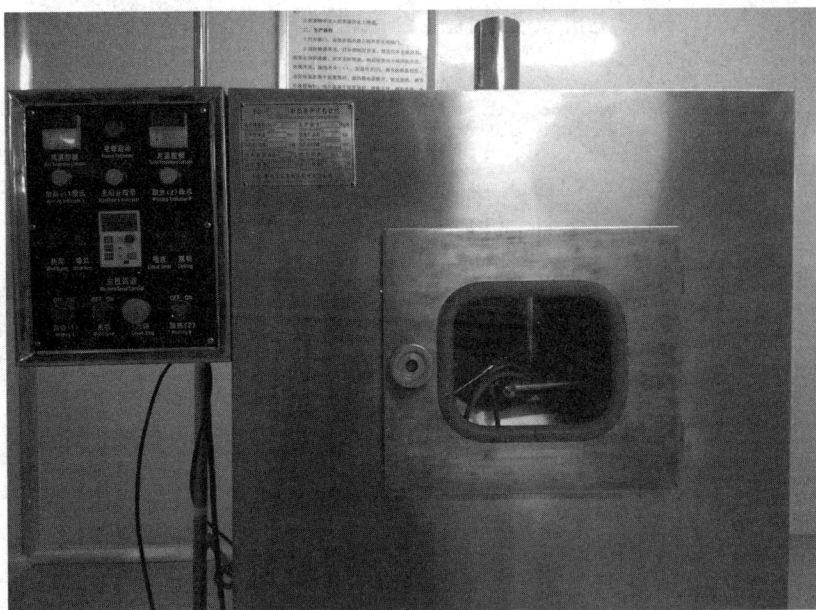

图6-4 荸荠式包衣机

二、设备结构与工作原理

荸荠式包衣机又称为普通包衣机、糖衣锅，可用于包糖衣、薄膜衣和肠溶衣，是最基本的滚转式包衣设备。

荸荠式包衣机主要由包衣锅、动力系统、加热系统、排风或吸尘系统组成。包衣锅一般用不锈钢或紫铜衬锡等性质稳定并有良好导热性的材料制成。常见形状有荸荠形和莲蓬形。片剂包衣常采用荸荠形，微丸包衣则用莲蓬形较佳。包衣锅各部分厚度均匀，内外表面光滑，采用电阻丝或热风加热。包衣锅安装在轴上，由动力系统带动轴一起旋转，包衣锅的转速、温度及倾斜角度均可根据需要随意调节。

包衣时，将片芯放入不断翻滚的包衣锅内，多次喷洒包衣液，经预热的热空气连续吹入包衣锅，边包层边加热使之干燥，必要时，可打开辅助加热器，以保持锅内温度，提高干燥速度，可使衣料在片剂表面不断沉积成膜层，当包衣达到规定的质量要求，即可停机后出料。

三、设备操作

（一）开机前准备

1. 检查机器各部件是否符合要求，确认设备"完好、已清洁"状态标志并在有效期内。

2. 开启总电源，检查主机及各系统能否正常运转。

3. 安装蠕动泵管道。

4. 装喷雾管道部件，连接主管道。

（二）开机操作

1. 启动电源开关，此时接通电源，将需要包衣的片芯倒入锅内。

2. 按照主机调速器使用说明调节主机转速（包薄膜衣适合转速为15~20转/分）。

3. 打开供风开关，进风机开始工作。调节供风变速旋钮，选择合适的风量和风压。

4. 调节温控仪，将温度调到需要的温度值上，此时如实际温度低于设置值时，加热器电源接通，加热器开始加热。如果实际温度高于设置值时，加热器电源断开，加热器停止加热。注意：风机关闭的情况下内加热打不开。在包薄膜衣时外加热是作为辅助加热，可以不用。

5. 以上各功能调节合适后，即可开启空压机，空气压力为4~6kg/cm^3。

6. 打开喷枪开关，调节好喷雾流量、锥角、雾化及喷枪与物料的距离（120~180mm），喷枪开始工作。

7. 操作完毕后，关闭电源，按清洁操作规程对设备进行清洁，填写《实验仪器使用登记册》。

（三）操作注意事项

1. 包衣料为有机溶剂应注意安全防火、防爆。

2. 启动前检查确认各部件完整可靠。

3. 电器严格按顺序操作：启动时，开滚筒→开排风→开加热；关机时，关加热→关排风→关滚筒。

4. 每次工作完成后必须用蒸馏水或乙醇清洗喷枪、液筒及管道。

四、设备维护与保养

1. 减速箱内润滑油和滚动轴承内腔润滑脂应定期更换（一般不超过6个月）。

2. 包衣锅如长期不用应擦洗干净，并在其表面涂油。

3. 喷枪在每班使用完后应用清水加压冲洗干净以防堵口，如发生堵口现象请照喷枪说明书将喷头拆开，用细针将枪口残留物清除。

4. 为确保减速箱内蜗轮符合传动的润滑条件，运行中箱体的温度升高不得超过50℃。

五、常见故障及排除方法

莘荠式包衣机常见故障及排除方法，见表6-3。

表6-3　莘荠式包衣机常见故障及排除方法

故障现象	产生原因	排除方法
喷枪无包衣液喷出	1. 喷液开关未打开 2. 压缩空气不纯净 3. 有颗粒则容易堵枪口 4. 在调节雾化锥角时，枪头是否锁紧	1. 打开电器控制柜上开关 2. 在空压机出口处安装滤清器 3. 包衣液搅拌均匀 4. 在调节雾化锥角时，枪头是否锁紧
枪头堵口	1. 流量调带旋钮、弹簧、枪针、枪头锁紧 2. 堵住枪头	1. 螺母锥角调节枪头 2. 用比枪头孔小的细针清理枪头孔，或用压缩空气反吹，直至清理干净

【工序操作考核】

包衣生产工序操作考核标准，见表6-4。

表6-4　包衣生产工序操作考核标准

项目	技能要求	分值	考核得分		
			自评	组评	教师评价
零部件辨认	能正确辨认包衣生产设备零部件名称	10			
生产前检查	环境、温度、相对湿度、储存间、操作间设备状态标志	10			
生产	1. 正确安装设备各部件，在通电后设备能正常运行 2. 按照操作规程进行生产	15			
质量控制	片重差异达到要求	15			
记录与状态标志	1. 生产记录完整、适时填写 2. 适时填写、悬挂、更换状态标志	20			
生产结束清场	1. 清理产品：交中间站 2. 清洁生产设备：顺序正确 3. 清洁工具和容器 4. 清洁场地	10			
安全	听从教师指挥、安排	10			
其他	正确回答包衣生产工序中常见的问题	10			
合计		100			

实训七　丸剂生产设备

任务 7-1　中药制丸机

【实训目的】

1.掌握 DZ-20B 中药制丸机的正确操作及维护保养方法。

2.熟悉中药制丸机。

【设备、材料和工具】

DZ-20B 中药制丸机；中药粉末、蜂蜜、淀粉；维修工具箱。

【实训内容】

一、设备概述

丸剂系指原料药物与适宜的辅料制成的球形或类球形固体制剂。中药丸剂包括蜜丸、水蜜丸、水丸、糊丸、蜡丸、浓缩丸和滴丸等，化学药丸包括滴丸、糖丸等。现代制药企业生产丸剂的主要方法有塑制法、泛制法和滴制法等。

塑制法系指药材细粉加适宜的黏合剂，混合均匀，制成软硬适宜、可塑性较大的丸块，再依次制丸条、分粒、搓圆而成丸粒的一种制丸方法。多用多功能制丸机组。用于蜜丸、水蜜丸、浓缩丸、糊丸、蜡丸等的生产。

泛制法系指在转动的适宜的容器或机械中，将药材细粉与赋形剂交替润湿、撒布，不断翻滚，使药粒逐渐增大的一种制丸方法。主要用于水丸、水蜜丸、糊丸、浓缩丸等的制备。

二、中药制丸机结构与工作原理

中药制丸机由挤压出条离合滚轴、制丸滚轴、水丸包衣器、全齿轮变速电机、电加热等部件组成（图7-1）。

可通过塑制法、泛制法制备丸剂，可用包衣器对丸剂包衣。

塑制法制备丸剂：将调配均匀的团状药料取适量投入挤压槽口中，进行压饼，然后将饼状药料投入出条槽中成条，再将已做成的药条逐根横放在制丸槽中直接搓制成丸。

泛制法制备丸剂：将药材细粉放入包衣器中，逐步喷撒润湿剂或黏合剂，不断翻滚，形成粒状后，不断喷洒纯化水，不断翻滚，使其逐渐增大，逐步滚制成丸。

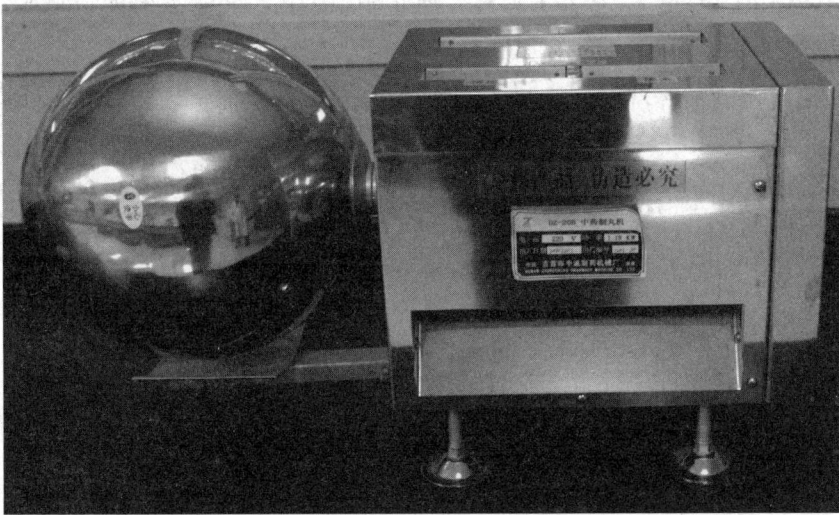

图7-1　中药制丸机

三、中药制丸机操作

（一）开机前准备

1. 确认设备"完好、已清洁"状态标志并在有效期内。

2. 取下上盖壳、齿轮箱盖，必须在各油眼处滴加数滴无水分食用油，再用医用酒精擦洗四根滚轴及与药丸相接触的部位，做消毒处理。

3. 将上盖壳、齿轮箱盖重新安装复位，确认各紧固件紧固。

（二）开机操作

1. 接通电源，打开开关，空机转动1~2分钟。

2. 将混合好的药坨取适量加入挤压槽口中，进行压饼，然后将饼状药料投入制丸槽出条槽中制成丸条，再将已制得的药条逐根横放在制丸槽中，制丸滚轴进行分割制丸。

3. 制丸结束后，切断电源，按设备清洁规程做好清洁卫生，填写《实验仪器使用登记册》。

（三）操作注意事项

1. 操作时，工作台面应无其他无关物品。制丸机安放在稳妥的台面上，在确认电源电压的情况下，电源处应靠近台面，电源插座要有可靠的接地线，严禁用力拉拔电源线，以防止人为翻倒，摔坏制丸机和其他事故发生。

2. 制丸机在开机使用中，严禁用手和毛刷或其他工具接触制丸滚轴和出条离合滚轴，以避免扎伤手指，严禁在无上盖壳、齿轮箱盖的保护下，通电加工制丸。

3. 防止药料黏附在滚轴上，可间断加入润滑油或乙醇。

4. 在用医用酒精擦洗、调换制丸滚轴和出条离合滚轴时，必须切断总电源，拔出电源插头。

5. 严禁直接用水清洗整机或电加热器。加热器使用过程中，严禁与水接触，以防止导电，造成电击事故。

四、中药制丸机维护与保养

1. 每班前各紧固件应检查并及时紧固。

2. 水丸包衣器在不使用时，可直接拆洗，顺时针方向旋转，将其拔出即可放在可靠、清洁的位置。

3. 外露部分应涂少量清洁的食用油，以防止产生浮锈。

五、常见故障及排除方法

中药制丸机常见故障及排除方法，见表7-1。

表7-1 中药制丸机常见故障及排除方法

故障现象	产生原因	排除方法
通电后，电机不运转	1. 电源线接触不良或电源插头松动 2. 开关接触不良	1. 修复电源或调换同规格插头 2. 修理或更换同规格开关
制丸时，轴刀转动或药面黏槽	出料挡板松动，与轴刀最底部产生距离，不能将药丸从轴刀槽内刮落	调整出料板与轴刀槽的最底部距离（大约0.1mm左右），并将固定螺丝拧紧
工作时，电机突然停止转动	1. 电容断路 2. 齿轮卡住	检查齿轮槽是否有杂物并做好清洁处理
工作时，轴刀有轻微跳动	压紧螺钉松动	打开上盖，将6只内六角螺钉均匀拧紧
在运转过程中，产生异常噪音	1. 轴刀与机体摩擦部位干燥、无油 2. 各齿轮之间无油	1. 将数滴清洁食用油注入油眼处 2. 各齿轮槽涂少量黄油
加热器发热失效	插头松动或电源线脱落	更换同规格插头或修复电源插座

【工序操作考核】

制丸工序操作考核标准，见表7-2。

表7-2　制丸工序操作考核标准

项目	技能要求	分值	考核得分		
			自评	组评	教师评价
零部件辨认	能正确辨认中药制丸机各零部件名称	10			
生产前检查	环境、温度、相对湿度、储存间、操作间设备状态标志	10			
安装、检查	1. 安装好上盖壳、齿轮箱盖，紧固 2. 接通电源、空机试运行	10			
操作	1. 取适量药坨加入挤压槽口中 2. 饼状药料投入出条槽 3. 药条逐根横放在制丸槽中，制丸	10			
记录与状态标志	1. 生产记录完整、适时填写 2. 适时填写、悬挂、更换状态标志	20			
生产结束清场	1. 清理产品：交中间站 2. 清洁生产设备：顺序正确 3. 清洁工具和容器 4. 清洁场地、填写记录	20			
安全	听从教师指挥、安排	10			
其他	正确回答制丸过程中常见的问题	10			
合计		100			

任务7-2　滴丸机

【实训目的】

1. 掌握DWJ-2000S1滴丸实验机的正确操作及维护保养方法。

2. 熟悉滴丸机。

【设备、材料和工具】

DWJ-2000S1滴丸实验机；明胶、甘油、纯化水、液状石蜡；维修工具箱。

【实训内容】

一、设备概述

滴丸系指固体或液体药物与适当物质（一般称为基质）加热熔化混匀后，滴入不相混溶的冷凝液中、收缩冷凝而制成的小丸状制剂。主要供口服使用，亦可供外用和局部（如耳鼻、直肠、阴道）使用，还有眼用滴丸。制备滴丸剂主要用多功能滴丸机等。

二、滴丸机结构与工作原理

滴丸机由药物调制供应系统、动态滴制系统、制冷系统、电气控制系统组成（图7-2）。

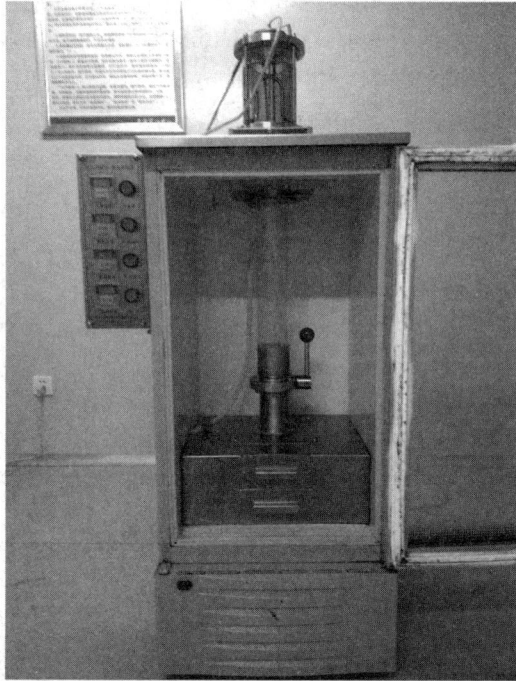

图7-2　实验滴丸机

1. **双层耐高温透明滴液罐**　由双层透明保温加热层、导热油、加热器、热电偶、滴头开关等组成。保证在滴制过程中药液温度无变化，使操作者能观察到药液在双层耐高温透明滴液罐中的变化。

2. **动态直观滴制系统**　由透明冷却柱、溢流管、蝶阀、集粒过滤箱、集油箱等组成。滴液罐内的药液通过操作滴制速度手柄由滴头滴入到冷却剂中，液滴在表面张力作用下由液态经逐渐冷却收缩成丸。

3. 制冷系统　为了保证滴丸的圆整度，使冷却液形成温度的梯度分布，采用环保制冷机组控制箱体内冷却液的温度，保证滴丸的顺利成型。

4. 电器控制系统　设备面板上设有电器操作盘和各参数显示仪；各项参数设置方便，操作简单直观。

三、滴丸机操作

（一）开机前准备

1. 确认设备"完好、已清洁"状态标志并在有效期内。

2. 检查与滴丸机连接的电源是否为220V。

3. 关闭滴头开关。

4. 关闭冷却柱下方冷却液开关。

5. 由冷却柱上口加入适量的冷却液至冷却柱中。

6. 将滴头用开水浸泡2分钟后，取出擦干后装入滴罐下方的滴头连接螺纹。

（二）开机操作

1. 打开"总电源"开关，接通电源。

2. 将"药液温度""油浴温度""滴盘温度"和"制冷温度"显示仪的温度，调节到所要求的温度值。

3. 按下"制冷"开关，启动制冷系统。

4. 按下"油浴"开关，启动加热器，为滴灌夹层内的导热油进行加热。

5. 按下"滴盘加热"开关，启动加热盘为滴盘进行加热保温。

6. 当设备达到工作要求时，打开滴液罐上方的加料口，加入熔好的药液后，关闭加料口。

7. 药液温度受油浴温度和滴盘温度影响，当药液温度达到所需温度时，在滴制开关和冷却柱上口处放好隔板，防止滴头因失手掉入冷却柱中。

8. 一切工作准备完毕后（即制冷温度、油浴温度、药液温度、滴盘温度显示为要求值），方可进行滴制工作

9. 缓慢扭动滴罐下的滴制速度手柄，打开滴头开关，调节到理想滴制速度，开始进行滴制。

10. 药液滴制完毕时，关闭滴头开关。

11. 当该批物料全部滴制完成后，关闭滴头开关，等滴丸全部落入冷却柱下部时，

打开箱体门，缓慢打开阀门，等冷却液与滴丸一起流入集粒过滤箱和集油箱内。关闭箱体门，滴丸与冷加液分离期间，打开加料口，将准备好的热水（≥80℃）加入滴罐内，进行清洗，在滴头开关与冷加柱上口处放好接水盘，接水盘出口下方放好接水杯，打开滴头开关，将共水从滴头排出。如此反复几次，至滴液洗净为止。可用软毛器清洗。

12. 打开箱体门，抽出集粒过滤箱，将滴丸取出，擦干即可。

13. 抽出下方集油箱，关闭阀门，由集油箱侧面的放油管，将冷却液加入到冷却柱中，以备下次使用。

14. 将集粒过滤箱和集油箱放回原处，清理好箱体内的卫生，关闭箱体。

15. 清洗完毕后，依次关闭"滴盘加热""油浴加热"和"制冷开关"，最后关闭总电源开关并拔下电源插头。

16. 清理好设备表面和工作现场卫生，填写《实验仪器使用登记册》。

（三）操作注意事项

1. 滴制时，为了保证滴丸丸重均匀，调到理想滴速时，请不要改变滴速。

2. 随着滴丸的增多，冷却液会从溢流口流出。当溢流管子快满时，要打开溢流管上的管卡，使冷却液流回到集油箱内。

3. 如因箱体内光线暗，可打开电器控制盘后方照明灯的开关，箱体内的照明灯开始工作。

4. "油浴""滴盘加热"第一次加热时，应将二者温度显示仪先设置到40℃，当加热达到40℃时，温度显示仪停止工作，停留10分钟左右，再把温度显示仪上的数字调到所需温度进行加热，直到温度达到要求。

5. 清洗滴罐时，将接水盘放好，以防热水流入冷却柱内，影响或破坏冷却剂的纯度。

四、滴丸机维护与保养

1. 一般机件，每班开车前加油一次，中途可根据需要添加一次，每周对润滑点润滑一次。

2. 每班使用结束后，检查工作面是否黏有残渣，如有应清扫干净。

3. 每个班次结束后，若生产中断，须将设备彻底清洗干净并给各滑润点加油润滑，经检查合格后，挂清洁合格状态标志。

4. 更换模具时，应轻扳、轻放，以免导致变形损坏；机器使用场所应保持清洁。

五、常见故障及排除方法

滴丸机生产中常见问题及排除方法，见表7-3。

表7-3 滴丸机生产中常见问题及排除方法

故障现象	产生原因	排除方法
滴丸粘连	冷却油温度偏低，黏性大，滴丸下降慢	升高冷却油温度
滴丸表面不光滑	冷却油温度偏高，丸形定型不好	降低冷却油温度
滴丸拖尾	冷却油上部温度过低	升高冷却油温度
滴丸呈扁形	冷却油上部温度过低，药液与冷却油液面碰撞成扁形，且未收缩成球形已成型	升高冷却油温度
	药液与冷却油密度不匹配，使液滴下降太快影响形状	改变药液或冷却油密度，使两者相匹配
丸重偏轻	药液过稀	适当降低滴罐和滴盘温度，使药液黏稠度增加
	滴速过快	调节滴速手柄，减小滴速
丸重偏重	药液太黏稠	适当升高滴罐和滴盘温度，使药液黏稠度降低
	滴速过慢	调节滴速手柄，增大滴速

【工序操作考核】

滴丸工序操作考核标准，见表7-4。

表7-4 滴丸工序操作考核标准

项目	技能要求	分值	考核得分		
			自评	组评	教师评价
结构认知	能正确识别滴丸机各部位结构名称	10			
运行前检查	1. 环境检查（温、湿度，压差）	10			
	2. 设备检查（设备清洁、状态标志）				
	3. 滴头选择				
	4. 物料核单				
	5. 状态标志等是否及时更换				
运行	1. 是否及时更换状态标志	25			
	2. 开机顺序是否正确				
	3. 运行程序是否正确				
	4. 产品是否按规定检查				
	5. 有无及时填写生产记录				
	6. 关机顺序是否正确				
质量控制	1. 丸面是否光滑、均匀细腻、软硬适中	15			
	2. 质量鉴别符合标准要求				
	3. 外观圆球形、完整、均匀				
	4. 重量差异符合要求				

续表

项目	技能要求	考核得分			
		分值	自评	组评	教师评价
记录与状态标志	1. 生产记录完整、适时填写	10			
	2. 适时填写、悬挂、更换状态标志				
生产结束清场	1. 清理产品：交中间站	10			
	2. 清洁生产设备：顺序正确				
	3. 清洁工具和容器				
	4. 清洁场地、填写记录				
安全	听从教师指挥、安排	10			
其他	正确回答滴丸工序中常见的问题	10			
合计		100			

任务 7-3　微丸制备设备

【实训目的】

1. 掌握挤出－滚圆微丸机组的正确操作及维护保养方法。

2. 熟悉微丸制备设备。

【设备、材料和工具】

挤出－滚圆微丸机组；淀粉、微晶纤维素、淀粉浆；维修工具箱。

【实训内容】

一、设备概述

微丸，药材细粉以水或酒泛丸，或以百草霜为衣，采用现代技术制成的直径不超过2.5mm的小型球状口服剂型，微丸剂在缓释、控释制剂方面的运用越来越多，可直接分装应用，或根据需要制成速释、缓释或控释微丸，填充于硬胶囊中使用，微丸剂主要供口服。

目前国内制备微丸剂的方法主要有包衣锅法、挤出－滚圆法、离心造粒法和一步制粒法等。

二、挤出-滚圆微丸机组结构与工作原理

挤出-滚圆微丸机组由螺杆挤出机与滚圆机组成，螺杆挤出机有螺杆送料器、进料斗、三通管、盖板等部件，可将混合均匀的湿材经挤条后投入滚圆机内。球形滚圆机由固定的定子与调速转子构成，定子与转子之间留有狭窄的缝隙。物料投入容器内，由于转子的旋转运动，粒子受到离心力、定子与转子间缝隙吹入的空气浮力及自身重力的作用形成规则的绳股状运动状态，使其表面致密、固定。

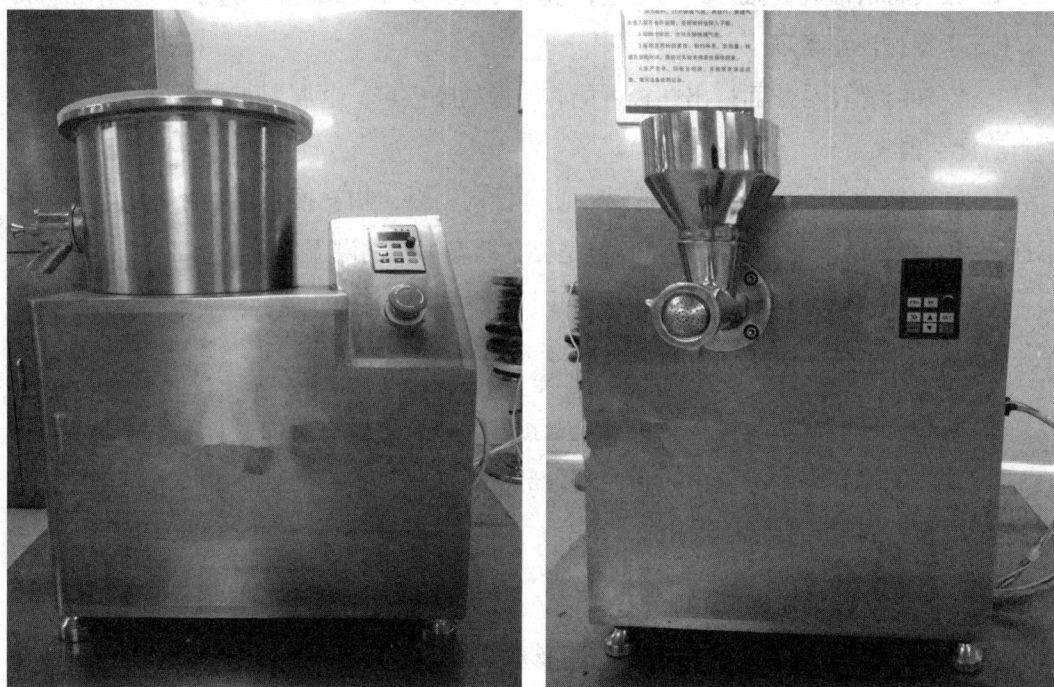

图7-3　挤出-滚圆微丸机组

三、挤出-滚圆微丸机组操作

（一）开机前准备

1. 确认设备"完好、已清洁"状态标志并在有效期内。

2. 将螺杆装入三通管内，用卡箍将球面挤出孔板固定在三通管口，进料斗装在三通管上方。

3. 检查电源接线是否正确。

4. 点击螺杆挤出机、滚圆机启动键，空载运行2分钟，检查是否出现异动异响。

（二）开机操作

1. 打开"总电源"开关，接通电源。

2. 点击螺杆挤出机启动键，从进料斗加入混合均匀的湿软材，螺杆转动将湿软材挤出板孔形成条状，收集物料。

3. 物料加入滚圆机转桶内中部，盖上有机玻璃盖，设定转速频率，启动滚圆机。

4. 从有机玻璃盖观察或取样，成品符合要求后，按下取样口开关，离心作用下卸料。

5. 卸料结束后关闭电源，及时干燥微丸。

4. 按设备清洁规程做好清洁卫生，填写《实验仪器使用登记册》。

（三）操作注意事项

1. 空转时螺杆与球面挤出孔板可能有转微的摩擦声，这属于正常现象，只要投入物料后即会消失。

2. 在空转时2分钟内无异常情况，便可投入物料，物料投入后由螺杆将物料挤出球面、挤出孔板外，即挤压成条状（但是要掌握好物料的潮湿度）。

3. 禁止在机器运行时将手伸入进料斗挤压软材。

四、挤出-滚圆微丸机组维护与保养

1. 机械空转时，听机件运转声音是否正常，检查是否有机油，每半年加润滑油。

2. 润湿洁净抹布清除整个设备内外各部位表面污迹，粉垢堆积处用毛刷刷洗，先用饮用水擦洗，最后用纯化水擦洗。

五、常见故障及排除方法

挤出-滚圆微丸机组生产中常见问题及排除方法，见表7-5。

表7-5 挤出-滚圆微丸机组生产中常见问题及排除方法

故障现象	产生原因	排除方法
球面挤出孔板异动	卡箍松动	拧紧卡箍
板孔不出料	板孔堵塞	停止加入物料，拆下清理
	物料过干	增加物料湿润度或加快螺杆转动频率
微丸过小	物料过干	增加物料湿润度
	滚圆机转速低	提高滚圆机转速频率
微丸过大	物料过湿	减小物料湿润度
	滚圆机转速低	降低滚圆机转速频率
微丸大小差异过大	物料混合不均匀	重新混合物料至均匀

【工序操作考核】

微丸工序操作考核标准，见表7-6。

表7-6 微丸工序操作考核标准

项目	技能要求	分值	考核得分		
			自评	组评	教师评价
结构认知	能正确识别挤出-滚圆微丸机组各部位结构名称	10			
运行前检查	1. 环境检查（温、湿度，压差）	10			
	2. 设备检查（设备清洁、状态标志）				
运行	1. 是否及时更换状态标志	25			
	2. 开机顺序是否正确				
	3. 有无及时填写生产记录				
	4. 卸料是否正确				
质量控制	1. 丸面是否光滑、均匀细腻、软硬适中	15			
	2. 质量鉴别符合标准要求				
	3. 外观圆球形、完整、均匀				
	4. 重量差异符合要求				
记录与状态标志	1. 生产记录完整、适时填写	10			
	2. 适时填写、悬挂、更换状态标志				
生产结束清场	1. 清理产品：交中间站	10			
	2. 清洁生产设备：顺序正确				
	3. 清洁工具和容器				
	4. 清洁场地、填写记录				
安全	听从教师指挥、安排	10			
其他	正确回答滴丸工序中常见的问题	10			
合计		100			

第三部分

液体制剂设备使用与操作

实训八　制水生产设备

任务8-1　纯化水生产设备

【实训目的】

1. 掌握二级反渗透纯化水机组的正确操作及维护保养措施。
2. 熟悉纯化水生产设备。

【设备、材料和工具】

二级反渗透纯化水机组；自来水；维修工具箱。

【实训内容】

一、设备概述

纯化水是将符合国家标准的饮用水（原水）用反渗透、离子交换、电渗析等适宜方法制备的制药用水。根据纯化水制水工艺，制水设备主要包括前处理设备、去离子（脱盐）设备、后处理设备三大部分。预处理设备可以除去原水中悬浮物、不溶性颗粒、余氯等杂质。去离子设备是指除去原水中呈离子形式杂质的设备，即脱去原水中盐分得到纯化水的设备。后处理设备可以杀灭水中微生物，进一步净化纯化水。

纯化水作为制药生产过程中大量使用的工艺用水，对药品生产和用药者的安全是至关重要的。去离子的方法主要有反渗透法（RO）、离子交换法（IE）、电渗析法（ED）和电去离子法（EDI），目前，制药用水生产工艺一般不采用单一的去离子法，而是组合使用。

二、二级反渗透纯化水机组结构与工作原理

二级反渗透纯化水机组主要由原水箱、机械过滤器、软水器、精密过滤器、一

级反渗透设备、淡水箱、二级反渗透设备和纯水箱等组成，二级反渗透主体设备如图8-1所示。设备生产工艺流程如图8-2所示。

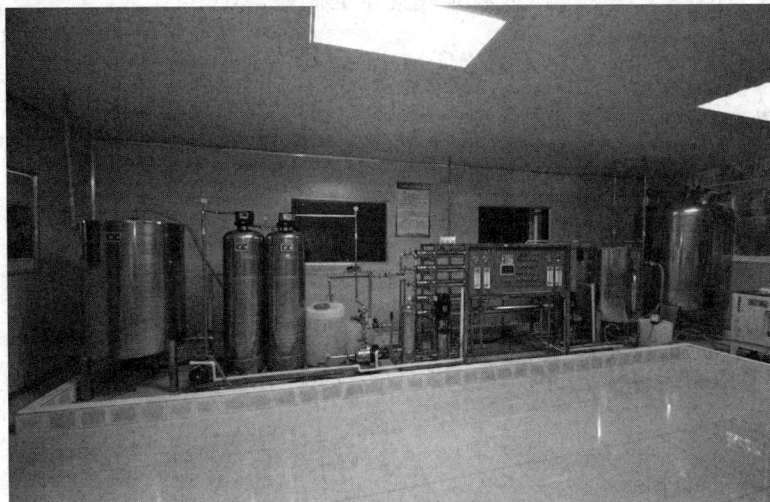

图8-1 二级反渗透主体设备外形图

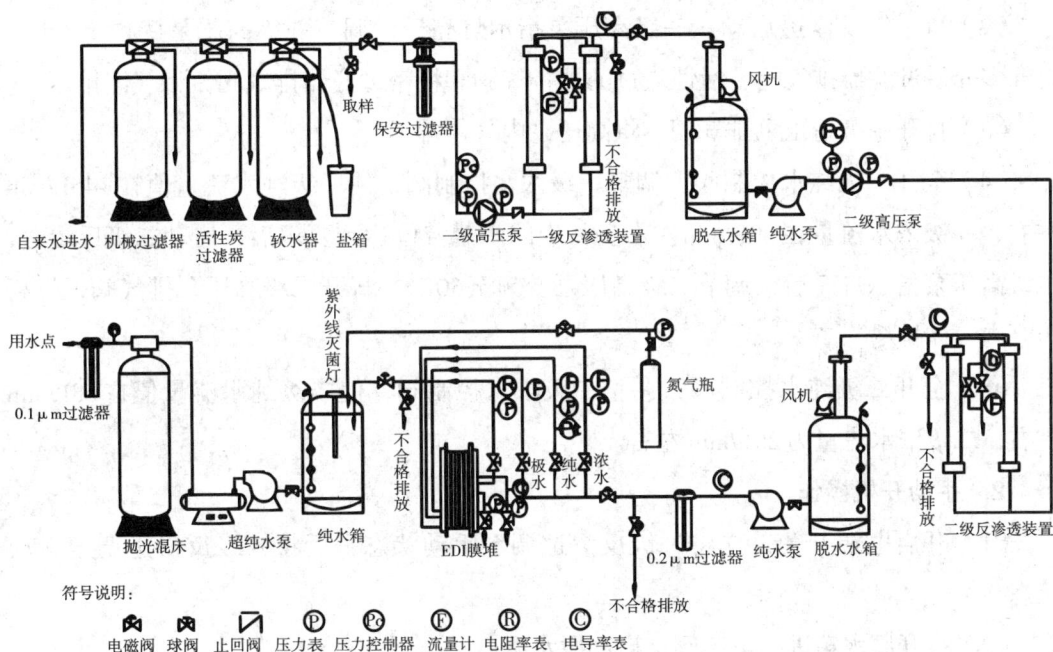

图8-2 二级反渗透设备工艺流程图

二级反渗透设备的透水量很大，具有很高的脱盐率，一般不小于98%；对有机物、胶体、微粒、细菌、病毒与热原等具有非常高的截留去除功能；能耗不高，水利用率很高，运行的成本也较低；分离过程不存在相变，拥有很好的稳定性；体积不大，操作相对简单，维护也方便，拥有很好的适应性，能够使用很长时间。广泛用于纯化水等的净化以及食品等工业中纯水或者是超纯水的制备。

三、二级反渗透纯化水机组操作

（一）开机前准备

1. 生产环境、设备、工具应清洁干净。

2. 确认机器电源连接完好，各电源线紧固无脱落。

3. 确认加碱箱、加酸箱、加阻垢剂箱以及加还原剂箱有超过10L的药液，不足则重新配制后补满。

4. 确认各压力表、流量计及在线仪表在有效期内。

（二）开机操作

1. 自动开机操作

（1）依次打开控制柜上的电源开关、一级系统自动开关、二级系统自动开关、纯水泵自动开关。

（2）待一级反渗透启动、一级高压泵指示灯亮后，调节一级高压泵变频至40Hz，打开多介质过滤器排气阀、活性炭过滤器排气阀和精密过滤器排气阀，将气体排尽。

（3）打开一级高压泵排气阀，将高压泵内气体排尽。

（4）全开一级纯水控制阀，调整一级浓水控制阀，使一级纯水流量值在145L/min左右，一级浓水流量在60L/min左右。待中间水罐液位达到要求后，启动二级反渗透，二级高压泵指示灯亮后，调节二级高压泵变频至50Hz，打开二级高压泵排气阀，将高压泵内气体排尽。

（5）全开二级纯水控制阀，调整二级浓水控制阀，使二级纯水流量值在68L/min左右，二级浓水流量为20L/min左右。

2. 手动开机操作

（1）开启电源开关，先将一级反渗透调至手动状态，后将二级反渗透调至手动状态。

（2）打开原水箱进水电磁阀，启动原水泵。

（3）开启多介质过滤器进水阀、活性炭过滤器进水阀、活性炭出水阀，以及开启一级反渗透浓水高压排出阀、一级纯水流量控制阀。

（4）启动原水泵，待一级反渗透运行60秒后，关闭一级浓水高压排出阀，调节一级浓水控制阀，使一级浓水流量控制在60L/min，一级纯水控制在145L/min。

（5）待中间水罐液位达到要求后，打开二级纯水流量控制阀，启动二级高压泵并调节二级浓水流量控制阀，使二级浓水流量控制在68L/min、二级纯水流量控制在20L/min。

（6）启动纯化水泵。

3. 停机操作

（1）短期关机时，关纯水泵，再关闭系统自动开关，两级反渗透系统灯灭后，关闭电源开关，系统关机。拉下系统电源闸刀，切断电源。

（2）长期关机时，将纯水泵出水阀关闭，将原水罐存水排尽。RO长期停机期间，RO需每天开机冲洗，时间为冬天不少于0.5小时、夏天不少于1小时。

（三）操作注意事项

1. 在非必要情况下，严禁将"纯水泵"控制旋钮调至手动。

2. 系统出现不明原因的"系统故障"灯亮时，不允许强行启动，需及时通知维修人员处理。

3. 浓水调节阀门除清洁外，在其他任何时候都不要完全关闭，以免发生危险。随时观察浓水箱水位，若浓水箱水满时，打开浓水排水阀，及时将浓水排至浓水箱外。

4. 在自动运行状态下当二级高压泵停止运行、一级高压泵仍然运转时，观察二级浓水、纯水，应无流量显示，否则可确认二级浓水至一级反渗透膜管路间单向阀故障。

5. 定期检查单向阀弹簧是否有变形、断裂等现象，如有发生应立即更换。

6. 认真填写运行记录，运行记录要妥善保管，不得遗失、涂改、乱写乱画，不得缺张少页。

7. 认真做好日常水质监测和设备运行参数的记录工作，每2小时记录一次。要求记录真实、及时，不得提前或延后记录。

四、二级反渗透设备机组维护与保养

（一）药液的配制

1. 阻垢剂的配制　当药箱中药液剩余10L时开始配制药液，先用纯化水清洗专用水桶三遍，量取阻垢剂130ml与纯化水混合（小于20L），用洁净的玻璃棒搅拌均匀，倒入阻垢剂加药箱，然后往药液箱中补纯化水至30L，并且搅拌均匀。配制完药液后再用纯化水清洗三遍。配制药液过程中所用到的玻璃棒、烧杯等工具，用前、用后均用纯化水清洗三遍。

2. **碱液的配制**　当药液箱中药液剩余10L时开始配制药液，先用纯化水清洗专用水桶三遍，称取氢氧化钠1200g与纯化水混合（小于30L），用洁净的玻璃棒搅拌均匀并使之全部溶解后倒入碱液加药箱，然后往药液箱补纯化水至40L，并且搅拌均匀。配制完药液后再用纯化水清洗三遍专用水桶。配制药液过程中所用到的玻璃棒等工具，用前、用后均用纯化水清洗三遍。

（二）设备定期清洗与更换配件

1. **原水罐的清洗**　将罐内水排净，用丝光毛巾擦拭2遍至无残留物，然后用丝光毛巾蘸75%乙醇溶液擦拭1遍，最后将中间水罐内壁均匀冲洗至少15分钟。每3个月清洗一次。

2. **多介质过滤器的清洗**　系统每24小时自动清洗一次，清洗期间操作人员必须在旁边监视系统运行情况。

3. **活性炭过滤器的清洗**　系统每24小时自动清洗一次，清洗期间操作人员必须在旁边监视系统运行情况。

4. **中间水罐的清洗**　将罐内水排净，用丝光毛巾擦拭2遍至无残留物，然后用丝光毛巾蘸75%乙醇溶液擦拭1遍，最后将中间水罐内壁均匀冲洗至少15分钟（每三个月清洗一次）。

5. **反渗透膜系统的清洗**　新机器满负荷运行一年以后需要清洗一次。以后每半年清洗一次。

6. **多介质过滤器**　每周对多介质过滤器测试一次SDI，达标标准为SDI < 5，如果SDI ≥ 5，多介质过滤器需进行反冲洗，如果清洗完后SDI仍大于5且压差超过0.2MPa，则需更换介质。

7. **活性炭过滤器**　每月用余氯比色测定法（DPD法）对活性炭游离氯进行测试，测试达标结果为<0.10mg/L，若余氯超标或者活性炭过滤器进出口压差大于0.2MPa，则需更换活性炭。

8. **紫外线杀菌器**　每天检查一次紫外灯管的运行情况，紫光灯管使用不超过6000小时更换一次。

9. **呼吸器**　每年更换一次呼吸器滤芯，更换前滤芯必须做完整性检测。

10. **精密过滤器**　当精密过滤器进出口压差接近0.1MPa时，更换精密过滤器滤芯，每3个月对精密过滤器滤芯进行强制更换，并填写滤芯更换纪录，更换精密过滤器必须在更换活性炭清洗合格后进行。

五、常见故障及排除方法

二级反渗透设备常见故障及排除方法，见表8-1。

表8-1　二级反渗透设备常见故障及排除方法

故障现象	产生原因	排除方法
开关打开，设备启动	1. 电器线路故障 2. 热保护元件保护后未复位 3. 原水缺水或纯水罐满	1. 检查接线与保险 2. 复位热保护元件 3. 检查水路保证供水压力、液位，检查或更换液位开关
设备启动后，一级泵未打开	1. 原水缺水或中间水箱满 2. 低压开关损坏或调节不当 3. 热保护元件保护后未复位 4. 电线脱落或接触器损坏 5. 液位开关损坏	1. 检查水位 2. 拆卸或更换滤芯 3. 更换低压开关或调整装置 4. 复位热保护元件 5. 检查线路、接触器
泵运转，达不到额定压力与流量	1. 泵反转 2. 精滤器滤芯变脏 3. 泵内有空气 4. 冲洗电磁阀打开 5. 阀门调整不当，如浓水阀开得太大	1. 重新接线 2. 清洗、更换滤芯 3. 排除泵内空气 4. 待冲洗完毕后调整压力 5. 重新调整阀门
系统压力升高时泵噪声大	1. 原水流量不够 2. 原水流量不稳，有涡流	1. 检查原水泵和管路 2. 检查原水泵和管路是否有泄漏
冲洗后电磁阀未关闭	1. 电磁阀控制元件和线路故障 2. 电磁阀机械故障	1. 检查或更换元件和线路 2. 拆卸电磁阀维修或更换
欠压停机	1. 原水供应不足 2. 精滤器滤芯堵塞 3. 压力调整不当，自动冲洗时造成欠压	1. 检查原水泵和预处理系统是否正常 2. 清洗更换滤芯 3. 调正压力
浓水压力达不到额定值	1. 管道泄漏 2. 冲洗电磁阀未全部关闭	1. 检查、修复管路 2. 检查、更换电磁阀
压力足够，但显示不到位	1. 压力软管堵塞 2. 软管内有空气 3. 压力表故障	1. 检查、疏通管道 2. 排除空气 3. 更换压力表
电导率升高	膜污染、堵塞	进行化学清洗
产水量下降	1. 膜污染、结垢 2. 水温变化	1. 进行化学清洗 2. 按水温重新确定产水量

【工序操作考核】

纯化水制备工序操作考核标准，见表8-2。

表8-2　纯化水制备工序操作考核标准

项目	技能要求	分值	考核得分		
			自评	组评	教师评价
设备辨认	能正确辨认纯化水制备系统各部分	10			
生产前准备	检查生产环境、设备、工具，应清洁干净 确认设备、仪表接完好 确认加碱箱、加酸箱、加阻垢剂箱以及加还原剂箱的药液量	10			
设备操作	1. 正确处理纯水系统前处理设备 2. 正确启动二级反渗透装置 3. 正确关闭纯水系统	30			
质量控制	制备符合质量标准的纯化水	10			
记录与状态标志	1. 生产记录完整、适时填写 2. 适时填写、悬挂、更换状态标志	10			
生产结束清场	1. 清洁生产设备 2. 清洁工具和容器 3. 清洁场地、填写记录	10			
安全	听从教师指挥、安排	10			
其他	正确回答制备纯化水过程中常见的问题	10			
合计		100			

任务8-2　注射用水生产设备

【实训目的】

1. 掌握多效蒸馏水机的正确操作及维护保养方法。
2. 熟悉注射用水生产设备。

【设备、材料和工具】

NLD10013型多效蒸馏水机；纯化水；维修工具箱。

【实训内容】

一、设备概述

注射用水主要用于配制注射剂，灭菌注射用水主要用于溶解无菌粉末或稀释注射剂。根据注射用水制备工艺，注射用水制水设备为蒸馏水机。蒸馏水机主要由蒸馏塔、除沫器、预热器、冷凝器与相关管路构成。蒸馏水机根据工作原理可分为多效蒸馏水机和热压式蒸馏水机两大类。

二、NLD10013型多效蒸馏水机结构与工作原理

多效蒸馏水机主要由蒸发器、汽水分离装置（除沫器）、预热器、冷凝器、机架组成。蒸发器并列一排，冷凝器横向排列于上方（图8-3）。

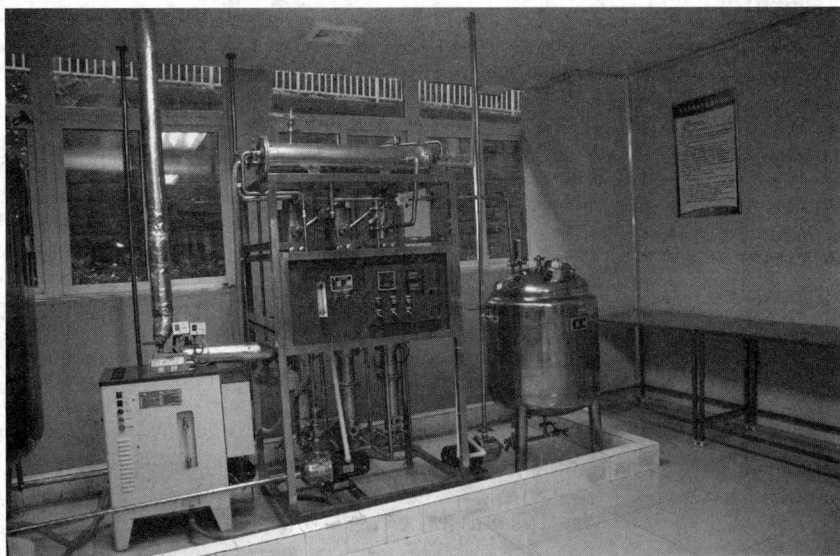

图8-3 多效蒸馏水机

2. **工作原理** 纯化水由多级泵经流量计送入冷凝器管程，通过管壁对壳程内来自末效的二次纯蒸气进行冷凝而自身被加热，之后顺次进入第六、五、四、三、二、一预热器管程，被壳程的汽凝水再行加热，出第一预热器后进第一效蒸发器料水分布器，被均匀地分布淋洒在蒸发管的内壁面上端，料水成膜状液流沿着蒸发管内壁面由上向下流淌，在流淌过程中不断接受通过管壁传给的一次蒸气汽化潜热而不断的蒸发，未被蒸发的料水流到器底被效间压力差动力送入第二效蒸发器的料水分布器中再次进行如上工作，依此类推乃至末效，末效未被蒸发的料水（浓缩水）经末效器底排放管排出。

三、NLD10013型多效蒸馏水机操作

（一）开机前准备

1. 确认设备"完好、已清洁"状态标志并在有效期内。

2. 将蒸汽管道中冷凝水及杂物排放干净的饱和蒸汽送入蒸馏水机的加热蒸汽管道，排净积水，打开最后一效排放残液手阀。

3. 检查原料水供给是否充足并且电导率应小于2μs/cm、检查生蒸气供给是否充足并且压力应大于0.3MPa。

4. 预热5分钟后开大蒸汽手阀使进设备的蒸汽压力达到0.4MPa以上。

5. 控制箱送入380V交流电源，开启生蒸气管道总阀门，开启纯水泵及管道阀门，开启冷却水管道阀门，开启空气压缩机并且压力升至0.5MPa。

（二）开机操作

1. 自动开机

（1）启动控制箱电源，把"自动"钮旋至"开"位，将"运行"钮旋至"开"位，设备各仪表、泵、阀自动匹配运行，当原料水箱的水位、蒸馏水储罐的水位、加热蒸汽压力、压缩空气压力、一效水位五项指标符合开机条件，蒸馏水机将按预定程序进行自动操作。

（2）按顺序启动水泵、原料水阀、冷却水阀等。

（3）正常运行开车一段时间后，蒸汽压力表显示大于0.3MPa，进水量随着蒸汽压力的增加而逐渐增加，且进水流量符合参数表值，蒸馏水机上各点控制点温度显示 $T_0 > T_1 > T_2 > T_3 > T_4 > T_5$，蒸馏水温度逐渐增至95℃。

（4）当蒸馏水温度继续升高时，冷却水阀自动启动，延时一段时间后，蒸馏水温度大于90℃，蒸馏水电导率小于1μs/cm时，蒸馏水管路上的气动二位三通阀自动把蒸馏水从排放管道切换至合格蒸馏水管道，输送至注射用水储罐。

（5）蒸馏水电导率仪自动调节：电导率仪测量蒸馏水电导率，并控制合格蒸馏水与不合格蒸馏水的自动切换排放。

（6）灭菌时，启动蒸馏水机控制面板上纯蒸气按钮。纯蒸气气动阀开启并向车间输送纯蒸气，进行管道及贮罐高温纯蒸气灭菌消毒。纯蒸气灭菌消毒按以下方法操作：原料水流量调低30%，生蒸气手阀应手动调节加大生蒸气压力，纯蒸气向管道及贮罐输送灭菌。当纯蒸气气动阀开启时，将原料水效间阀关闭，同时打开一效浓缩水排放阀。将二效进入三效的冷凝水阀关闭。此时不能生产蒸馏水，只能生产纯蒸气，灭菌完毕后各阀应恢复原状态，可正常生产蒸馏水。

（7）机器运行时各指示灯工作含义　电源灯亮：表示电源已开启；自动灯亮：表示机器进入自动运行状态；运行灯亮：表示水泵在运转；手排灯亮：表示正在手动强制排水；出蒸汽灯亮：表示正在排放纯蒸汽；消毒灯亮：表示正在消毒，此时水量比较小，整机温度大于100℃；加热灯亮：表示料水进入机器，各效开始升温；排水灯亮：表示蒸馏水温度低于90℃或蒸馏水电导率高于1μs/cm，机器正在产出合格蒸馏水；料水储罐水位低灯亮：表示原料水不足；蒸馏水储罐水满灯亮：表示蒸馏水储罐已装满；蒸汽压力低灯亮：表示蒸汽压力低；压缩空气压力低灯亮：表示压缩空气压力低；一效水位高灯亮：表示蒸馏水机第一效下部水位过高。

2. 手动开机

（1）将蒸汽管道中冷凝水及杂物排放干净的饱和蒸汽送入蒸馏残液手动球阀，使进入设备的蒸汽压力达到0.3MPa，预热5分钟后，然后开大蒸汽手阀使进入设备的蒸汽压力达到0.4MPa以上，控制箱送入380V交流电，送入压缩空气压力应大于0.5MPa。

（2）把所有操作钮旋至"关"位。

（3）把"电源"锁旋至"开"位，"手排水"钮旋至"开"位。

（4）把"运行"钮旋至"开"位，此时进料水泵启动。

（5）调节进料水手动调节阀，调节进水量100L/h，保证蒸汽压力0.3MPa，蒸馏水温度95℃时，增大进水量至110~150L/h，保证蒸汽压力0.3MPa，蒸馏水温度95℃，当蒸馏水电导率小于1s/cm且持续一段时间后，把"手排水"钮旋至"关"位，蒸馏水进入蒸馏水储罐。

3. 停机操作

（1）自动停机时，关闭加热蒸汽阀门，机器会自动关机，水泵及其他部件发生故障时也应立即停车，把"运行"按钮旋至"关"位，"手排水"钮旋至"开"位。此时机器的进料水泵停止运转，蒸馏水流向排放管道，若停车后不再运行，则应关闭控制箱"电源"锁，切断总电源。

（2）手动停机时，把"手排水"钮旋至"开"位；关小进水阀，使进料水量降至"关"位，水泵停止，关闭蒸汽阀门及管路总阀；把"运行"钮旋至"关"位，水泵停止，关闭蒸汽阀门及管路总阀；把"电源"锁旋至"关"位，切断总电源。

（三）操作注意事项

1. 蒸馏水机在运行过程中，严禁生蒸气压力超压强制运行，应在正常使用压力（0.2~0.5MPa）范围内运行。安全阀的整定压力应调节到0.5MPa以下，起超压保护作用。

2. 蒸馏水机在接通电源开机前，应确认接地是否良好，以免漏电造成人员伤害。

3. 蒸馏水机在运行过程中，操作者应随时观察生蒸气、原料水、冷却水、压缩空气及电源等供给是否正常，如出现漏气、漏水、漏电等异常现象应立即停机，进行检修防止造成设备损坏和运行异常。

4. 蒸馏水机上如果装有原料水调节阀，必须确保供给的压缩空气洁净、无杂质。操作人员应经常检查控制箱下方的空气过滤器，保持清洁、正常使用。

5. 蒸馏水机开机运行过程中，凡属未保温的管道（如生蒸气、纯蒸气、效间原料水、凝水、浓缩水、蒸馏水管道），严禁用手直接触摸，以免烫伤。

6. 对蒸馏水机上所安装的安全阀、压力表应定期进行校验，以免失灵导致事故发生。

7. 蒸馏水机的冷凝器所用的冷却水，应采用软化水或纯化水，以免造成冷凝器的列管结垢、堵塞以及其他水质因素对列管的损伤。

四、NLD10013型多效蒸馏水机维护与保养

1. 检查管路各接口，如果发生泄漏应重新紧固连接件或更换密封垫圈。

2. 检查线路，如有异常及时更换破损及老化的电线和气管，确保电路不产生断路和缺相。

3. 检查控制箱下方的空气压缩气过滤器油杯，如果有油垢或杂质须拆卸清洗后再恢复。

4. 检查控制箱内电器及现场仪表的运行情况是否良好，出现异常应及时停机检修。

5. 检查压力表及安全阀，应定期检修校正。

6. 检查生蒸气管道压力表读数，如果生蒸气进汽不畅，应停机拆开生蒸气管道上的过滤器，清除杂质后再恢复。

7. 检查一效冷凝水阀及六效底部浓缩水排放阀的开度，如设备运行蒸发异常应疏通排放管道，确保畅通。

8. 检查水泵，如果运行时发出异响或泄漏应维护检修。

9. 检查各阀门，如果开启/关闭异常或泄漏应及时维护或更换。

10. 检查控制箱内电路及元件，如果出现故障及时检修、更换。

11. 调节阀容易堵塞，堵塞后阀位调节失效，强制运行可能造成调节阀烧坏，仔细清理节流孔及通道，确保通畅。

12. 设备长期使用后，蒸发器、预热器、冷凝器的传热面可能结上薄的垢层，则

会降低蒸馏水产量，增大冷却水耗量，影响设备的正常使用，此时可用药液除垢。

五、常见故障及排除方法

NLD10013型多效蒸馏水机常见故障及排除方法，见表8-3。

表8-3 NLD10013型多效蒸馏水机常见故障及排除方法

故障现象	产生原因	排除方法
开机气堵	出水管路内含的空气无处排放	打开旁路阀门排除所有气体或拧松进水管路连接
未达到指定生产能力	1. 蒸气中含有过多的空气和冷凝水 2. 出口背压过高，疏水器排泄不畅 3. 进料水流量压力与加热蒸气压力不相适应 4. 蒸发面可能积有污垢	1. 对加热蒸气的进口管路和输气管路进行适当保温 2. 排除疏水器出口处的背压因素 3. 重新调整进料流量与初级蒸气压力 4. 清洗
蒸馏水不稳定，电导率大于1μs/cm	1. 冷却水管路内因压力变动造成冷却水流量变化 2. 进料水不符合要求	1. 调节冷却水阀降低冷却水流量，调节冷却水泵旁路阀稳定进水压力 2. 维护与检修水的预处理设备
操作中断	1. 开机时，当冷水高速进入蒸馏水机，蒸气消耗太高，通过来自压力开关的脉冲信号中断蒸馏 2. 进料水压力不足 3. 冷凝器温度波动 4. 水的预处理设备处于再生，供水的交替期间使进料水的水质波动	1. 属初始状态，待1~2分钟就会恢复操作平衡，无须调节 2. 重新调整进料水压力 3. 检查蒸馏水机质量控制系统各元件的工作状态是否正常 4. 改善水质预处理设备运转状况，使供水质量稳定

【工序操作考核】

注射用水制备工序操作考核标准，见表8-4。

表8-4 注射用水制备工序操作考核标准

项目	技能要求	分值	考核得分		
			自评	组评	教师评价
设备辨认	能正确辨认多效蒸馏水机各部分	10			
生产前检查	1. 检查生产环境、设备、工具，应清洁干净 2. 确认设备、仪表连接完好 3. 按操作程序做好开机前的准备工作	10			
安装、检查	1. 按操作程序正确启动多效蒸馏水机 2. 按操作程序正确关闭多效蒸馏水机	30			
质量控制	制备符合质量标准的注射用水	10			

项目	技能要求	分值	考核得分		
			自评	组评	教师评价
记录与状态标志	1. 生产记录完整、适时填写	10			
	2. 适时填写、悬挂、更换状态标志				
生产结束清场	1. 清洁生产设备	10			
	2. 清洁工具和容器				
	3. 清洁场地、填写记录				
安全	听从教师指挥、安排	10			
其他	正确回答制备注射用水过程中常见的问题	10			
合计		100			

实训九　灭菌生产设备

任务9-1　干热灭菌设备

【实训目的】

1. 掌握热风循环烘箱的正确操作及维护保养方法。
2. 熟悉干热灭菌设备。

【设备、材料和工具】

CT-C-1热风循环烘箱；空安瓿瓶；维修工具箱。

【实训内容】

一、设备概述

干热灭菌法是在特别的灭菌设备中进行灭菌的方法，通过气体或电加热，设备内温度是可控的。干热灭菌法是基于焚化或氧化使微生物脱水死亡，从而达到灭菌的目的。由于干热灭菌在杀灭微生物方面的效果较差，故需要更高的温度和更长的时间。干热灭菌的温度通常是160~170℃，时间在120分钟以上；温度升高，灭菌时间可以缩短，反之温度较低需要灭菌时间更长。干热灭菌法通常用于耐高温但湿热灭菌无效的物质，包括玻璃器皿、金属制容器、不挥发油、甘油及各种热稳定的粉末等。

二、热风循环烘箱结构与工作原理

热风循环烘箱是常用的一种间歇式干热灭菌机，电热烘箱种类很多，但主体结构基本相同，主要由不锈钢板制成的保温箱体、加热器、托架（隔板）、循环风机、高效空气过滤器、冷却器、温度传感器等组成，如图9-1所示。

将装有待灭菌品的容器置于托架或推车上，放入灭菌室内，关门。在自动或半自

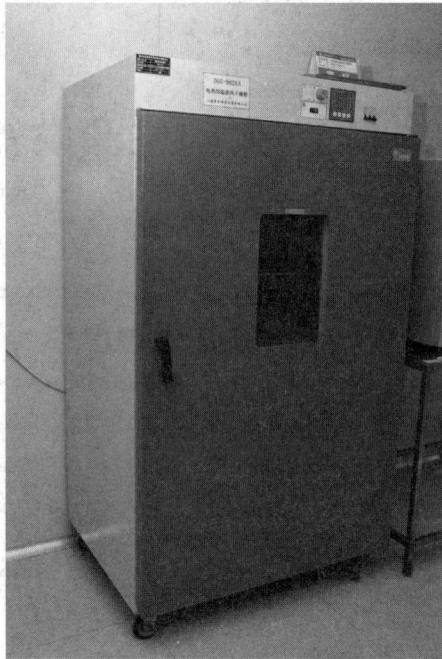

图9-1 柜式电热烘箱

动控制下加热升温，同时开启电动蝶阀，水蒸气逐渐排净。此时新鲜空气经加热并经耐热的高温空气过滤器后形成干热空气，在加热风机的作用下形成均匀的分布气流向灭菌室内传递，干热空气使待灭菌品表面的水分蒸发，通过排气通道排出。干热空气在风机的作用下，定向循环流动，周而复始，达到灭菌干燥的目的。灭菌温度通常为180~300℃，干燥灭菌完成后，风机继续运转对灭菌产品进行冷却，也可通过冷却水进行冷却，减少对灭菌产品的热冲击。当灭菌室内温度降至比室温高15~20℃时，烘箱停止工作。

三、热风循环烘箱操作

（一）开机前准备

1. 确认设备"完好、已清洁"状态标志并在有效期内。

2. 检查安全接地线的外连线是否正常、接触是否良好。

3. 接通风机电源后启动风机开关，风机转向应和标记方向符号一致。

4. 烘箱内左右两侧的百叶窗在调整叶片角度时，尽量使热风流通面积最大，请注意最下部两张叶片不要打开，从第三张开始向上，其叶片开启角度应逐渐增大，因百叶窗叶片调整正确与否，影响箱内温度。

5. 检查温度传感器温度指示值的准确性，需要定期校验合格证。烘箱内温差调整的方法：在烘箱内上、中、下位置放留点温度计，其安放位置顶板向下200mm为上面测温点位置，底板向上200mm为下面测温点位置，其中点位置在中心位置。关上烘门，打开蒸汽阀门和启动风机进行升温循环，约30分钟后取出温度计，观察中、上、下三点读数是否在允许范围内，如温差较大，则温度高的部位其对应的叶片角度相应开小点，相反，温度低的部位其叶片角度相应开大一点，直至调整到上下温差基本相似，经调整后的百叶窗，在没有产生变动移位的情况下，则不需要再进行调整。

（二）开机操作

1. 接通电源，打开总电源开关。

2. 设定工作温度，做好温度记录。

3. 点击鼓风键，风机开启，加热管也开始工作，全机启动。

4. 灭菌完毕，按清洁操作规程对设备进行清洁，填写《实验仪器使用登记册》。

（三）操作注意事项

1. 设定工作温度时，不要超过350℃，在满足安瓿灭菌除热原之后，使温度尽可能降低些，以延长高效过滤器的使用寿命。

2. 调节好机器各部的测控装置及风量，控制风量适宜，保证灭菌温度。

3. 加热管在使用过程中有损坏的要及时更换，注意加热管安装要可靠、接线要牢。

四、热风循环烘箱维护与保养

1. 日常生产中，检查蒸汽管路和门密封是否有漏气情况，若有则应立即修理。

2. 运行时，若有异常现象或控制柜报警系统报警，应停机检查。

3. 机器长期搁置后首次使用，或使用每隔6个月应更换风机中的润滑油。

4. 机器每年应作一次保养。

五、常见故障及排除方法

热风循环烘箱常见故障及排除方法，见表9-1。

表9-1 热风循环烘箱常见故障及排除方法

故障现象	产生原因	排除方法
温度升不高	1. 电加热电压太低	1. 提高网路电压，按要求供电
	2. 排湿阀处常开状态	2. 关闭排湿阀
	3. 风机转向不符	3. 电源线两相任意对调

续表

故障现象	产生原因	排除方法
温度升不高	4. 显示仪表不正确	4. 检查热电阻是否固定良好，接线是否正确。必要时用标准电阻箱校验温度仪
	5. 没有采取保温措施	5. 烘箱管外部加保温层
箱内温度不匀	1. 百叶窗叶片调整不当	1. 按开机第4项调整
	2. 烘门未关严	2. 检查并排除
风机噪音大	1. 风机或电机螺栓松动	1. 检查并排除
	2. 风机叶片碰壳，轴承磨损	2. 检查并排除
	3. 电机二相运转	3. 检查线路及电器开关
干燥速度太慢	1. 箱内温度太低	1. 见故障1
	2. 排湿选择不当	2. 检查风机、风管是否漏风和叶片吸上杂物
	3. 风太小	3. 检查需保温部位是否进行保温
	4. 热量散失	
烘箱温度升不高	1. 风机转向不正确	1. 检查排除
	2. 排湿阀常开	2. 关闭
	3. 热电阻损坏	3. 更换
	4. 电热管接线不牢	4. 紧固连线
	5. 接触器未动作	5. 检查排除
	6. 排湿阀限位开关限得不当	6. 按要求调整
合上开关电源无显示	1. 接触不良，损坏	1. 打开检修或更换
	2. 熔芯断路	2. 更换

【工序操作考核】

干热灭菌工序操作考核标准，见表9-2。

表9-2 干热灭菌工序操作考核标准

项目	技能要求	考核得分			
		分值	自评	组评	教师评价
零部件辨认	能正确辨认热风循环烘箱各零部件名称	10			
生产前检查	环境、温度、相对湿度、储存间、操作间设备状态标志	10			
安装、检查	接通电源，打开总电源开关、输入电压值	15			
质量控制	最终灭菌的产品微生物存活概率不得高于10^{-6}	15			
记录与状态标志	1. 生产记录完整、适时填写	20			
	2. 适时填写、悬挂、更换状态标志				
生产结束清场	1. 清洁生产设备	10			
	2. 清洁工具和容器				
	3. 清洁场地、填写记录				

续表

项目	技能要求	分值	考核得分		
			自评	组评	教师评价
安全	听从教师指挥、安排	10			
其他	正确回答干热灭菌过程中常见的问题	10			
合计		100			

任务9-2 湿热灭菌设备

【实训目的】

1. 掌握压力蒸汽灭菌器的正确操作及维护保养方法。
2. 熟悉湿热灭菌设备。

【设备、材料和工具】

YXQ-LS-50S立式压力蒸汽灭菌器；安瓿；维修工具箱。

【实训内容】

一、设备概述

湿热灭菌法是利用饱和水蒸气或沸水来杀灭细菌，为制药生产中应用最广泛的一种灭菌方法。由于水蒸气潜热大、穿透力强，容易使蛋白质变性或凝固，所以灭菌效率比干热灭菌法高。其优点是灭菌可靠、操作简便、易于控制、价格低廉；缺点是不适用于对湿热敏感的药物。湿热灭菌法可分为热压灭菌法、流通蒸气灭菌法、煮沸灭菌法和低温间歇灭菌法，常见的湿热灭菌设备有热压灭菌器、脉动真空灭菌器和水浴式灭菌器等设备。

二、压力蒸汽灭菌器结构与工作原理

压力蒸汽灭菌器的基本结构大同小异。除了手提式和立式外，工业用压力蒸汽灭菌器为卧式双层结构，其外层夹套为普通钢制结构，并装有隔热保温层外罩和夹套压力表，内层为耐酸不锈钢制灭菌柜室，并装有柜室压力表、压力真空表与温度计，灭

菌柜配有蒸汽进入管道、蒸汽过滤器、蒸汽控制阀、蒸汽压力调节阀和疏水器等，如图9-2所示。

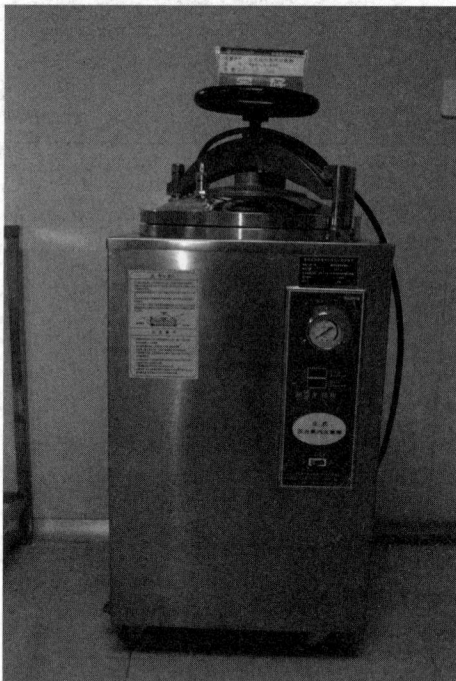

图9-2　压力蒸汽灭菌器

三、压力蒸汽灭菌器操作

（一）开机前准备

1. 确认设备"完好、已清洁"状态标志并在有效期内。

2. 关紧放水阀，在外桶内加入清水，水位至灭菌桶搁脚处。

3. 检查密封圈是否完全入槽。

（二）开机操作

1. 首先将待消毒灭菌物品放入灭菌室内，关闭灭菌桶盖，顺时针方向旋紧手轮直到关门指示灯灭为止。

2. 用橡胶管连接在放气管上，然后插没到一个装有冷水的容器里，并关紧手动放气网（顺时针关紧，逆时针打开），在加热升温过程中，当温控仪显示温度小于102℃时，由温控仪控制的电磁阀将自动放气，排除灭菌桶内的冷空气。当显示温度大于102℃时，自动放气停止，此时如还在大量放气，则手动放气阀未关，应及时把它关紧。

3. 设定灭菌温度、时间，按下工作键，加热器电源开始工作，升温达到设定温度时。计时指示灯亮，灭菌开始计时。

4. 本设备安全整定压力为0.25MPa，温度仪只能低于安全整定数才有效。否则将由安全阀控制灭菌压力温度。

5. 当设定温度和灭菌时间完成时，电控装置将自动关闭加热电源，"工作"指示灯、"计时"指示灯灭，并有蜂鸣声提醒，面板显示"End"，此时灭菌结束。

6. 灭菌结束后，必须先将电源切断，待其冷却直至压力表指针回至零位，再打开放气阀排尽余气，才能旋转手轮把外桶盖打开，取出物品。

7. 对物品在灭菌后要迅速干燥，可在灭菌结束时通过放气将灭菌器内的蒸汽迅速排出，使物品上残留水蒸气得到蒸发，灭菌液体时严禁使用此干燥方法。

（三）操作注意事项

1. 已灭菌的物品不得与未灭菌物品混放。

2. 合格的灭菌物品，应注明灭菌日期、合格标志。

四、压力蒸汽灭菌器维护与保养

1. 压力蒸汽灭菌器属第一类压力容器、灭菌的专用设备，严禁超温、超压使用，不得做他用。

2. 每次使用前一定要加水至灭菌桶搁脚处，保证正常使用。

3. 在日常使用中如发现螺丝、螺母松动现象，应及时加以紧固，确保正常使用。

4. 堆放灭菌物品时，严禁堵塞安全阀的出气孔，必须留出空间保证其可畅通放气。

5. 当灭菌器持续工作，在进行新的灭菌作业时，应留有5分钟的时间，并打开上盖使设备冷却。

6. 灭菌液体时，应将液体罐装在硬质的耐热玻璃瓶中，以不超过体积的3/4为好，瓶口选用棉花纱塞，切勿使用未开孔的橡胶或软木塞。

7. 对不同类型、不同灭菌要求的物品，切勿放在一起灭菌，以免顾此失彼，造成损失。

8. 平时应用洁布擦拭设备，保持设备的清洁和干燥，以延长设备使用年限。

9. 在灭菌液体结束时不准立即释放蒸汽，必须待压力表指针恢复到零位后方可排放余气。气未放尽，不得开启，当压力表未恢复零位前，不得开启容器盖，否则易造成高温蒸汽灼伤。

五、常见故障及排除方法

压力蒸汽灭菌常见故障及排除方法，见表9-3。

表9-3 压力蒸汽灭菌常见故障及排除方法

故障现象	产生原因	排除方法
水位达高位，高水位指示（绿色）不亮	水位器内孔堵塞有异物	除去内孔堵塞异物
设备无电，电源指示灯不亮	熔断器坏	更换熔断器

【工序操作考核】

湿热灭菌工序操作考核标准，见表9-4。

表9-4 湿热灭菌工序操作考核标准

项目	技能要求	分值	考核得分		
			自评	组评	教师评价
零部件辨认	能正确辨认热压力蒸汽灭菌各零部件名称	10			
生产前检查	环境、温度、相对湿度、储存间、操作间设备状态标志	10			
安装、检查	1. 加足清水，关紧灭菌盖，接通电源 2. 严禁堵塞安全阀的出气孔	15			
质量控制	最终灭菌的产品微生物存活概率不得高于10^{-6}	15			
记录与状态标志	1. 生产记录完整、适时填写 2. 适时填写、悬挂、更换状态标志	20			
生产结束清场	1. 清洁生产设备 2. 清洁工具和容器 3. 清洁场地、填写记录	10			
安全	听从教师指挥、安排	10			
其他	正确回答湿热灭菌过程中常见的问题	10			
合计		100			

实训十　小容量注射剂生产设备

任务10-1　配液设备

【实训目的】

1. 掌握保温蒸汽加热配液罐组的正确操作及维护保养方法。
2. 熟悉浓配罐、粗滤装置、稀配罐和精滤装置的结构与工作原理。

【设备、材料和工具】

保温蒸汽加热配液罐组；NaCl溶液、注射用水；维修工具箱。

【实训内容】

一、设备概述

配液系指将原料、溶剂、附加剂等按操作规程制成体积、浓度等符合质量标准要求的药液的操作过程。配液是小容量注射剂生产的重要工序，是保证药液含量、pH及澄明度等符合要求的关键工序之一。其工艺流程一般为：原辅料的准备→浓配→脱炭过滤（粗滤）→稀配→精滤→灌封。溶液型小容量注射剂的药液配制方法有浓配法和稀配法两种方法。

小容量注射剂配制药液的设备主要有浓配罐、粗滤装置、稀配罐和精滤装置。浓配罐和稀配罐所用材质要求性质稳定、耐腐蚀、不污染药品，配液罐体应光滑且易于清洗。目前药品生产企业多采用不锈钢配液罐。图10-1为配液机组。

二、保温蒸汽加热配液罐组结构与工作原理

（一）浓配罐

浓配罐是将一种或几种物料按工艺配比进行混配的混合搅拌设备。其结构和工作

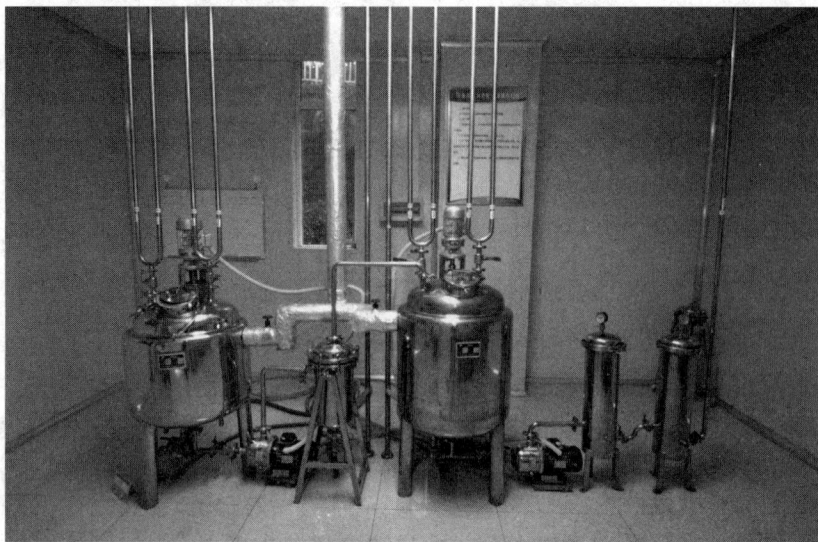

图10-1 配液机组

原理如下。

1. **主要结构** 浓配罐的结构主要包括罐体、罐附件和搅拌桨等。罐体包括内筒、外筒及夹层等；内、外筒之间以岩棉或聚氨酯充填作为保温层；夹层形式为整体夹层，可提供蒸气加热溶解药液或冷却水降温使物料处于适宜温度下；罐体顶部装设有进水口、入孔填料口、回流口、清洗球、消毒口、呼吸口（安装0.22μm空气呼吸器）、视镜与视灯、搅拌系统等。罐体底部设出料口、凝水口、取样口、排污口、温度探头、液位传感器等，同时配有控制柜操作，仪表显示药液温度、液位，提供上、下限报警功能。

2. **工作原理** 根据生产工艺要求称取原辅料投放入配液罐中，在适宜温度条件下，通过搅拌器的搅拌使原辅料溶解，使产品达到工艺标准要求。

（二）粗滤装置

过滤是保证小容量注射剂药液澄明度符合要求的重要操作，一般分为粗滤和精滤两种。粗滤装置常用的是钛棒过滤器。钛棒过滤器一般以316L不锈钢做外壳，内部滤芯为选用高纯钛或钛合金不规则粉末通过高温烧结加工而成的钛棒滤芯。钛棒过滤器的工作原理主要为深层截留过滤方式。其主要用于小容量注射剂浓配方式的脱炭过滤及稀配环节中终端过滤前的保安过滤。

（三）稀配罐

1. **主要结构** 稀配罐的结构与浓配罐的结构基本相同，稀配罐和浓配罐是相对的，作用基本一样，设备的参数略有差别。

2. 工作原理　浓配罐配制完成的药液通过卫生泵经过过滤器把药液送至稀配罐，再进行配制，或者直接采用稀配法进行配制。配制完成后，通过输液泵经过滤器过滤输送至无菌储罐。

（四）精滤装置

药液的精滤是确保药液澄明度的最关键操作。微孔滤膜过滤器是目前药品生产企业常用的精滤装置，采用孔径为0.22~0.80μm的滤膜进行过滤，微孔滤膜用于精滤（0.45~0.8μm）或无菌过滤（0.22~0.3μm）。其过滤机制主要为筛析作用。使用时先用注射用水漂洗或压滤至无异物脱落，并在使用前后做起泡点试验。

三、保温蒸汽加热配液罐组操作

（一）操作前准备

1. 检查确认设备已清洁消毒待用。

2. 检查确认各连接管密封完好，确保各管道无跑冒漏等现象。

3. 检查确认各阀门开启正常。

4. 检查各泵的电路连接，确保各泵的电机电路连接正常，防止反转、缺相等故障发生。

5. 检查各仪表的安装状态，确保各仪表按照规范进行安装，量程符合生产要求，且各仪表均在校定有效期内使用。

6. 检查确认各控制部分是否正常。

7. 检查呼吸器阀门是否已处于开启状态。

（二）开机操作

1. 打开进料阀进料，至适量后关闭进料阀。

2. 如需加热或冷却，开启夹套蒸气或冷冻水进口和出口，通过夹套对料液进行加热或冷却处理，观察温度表，达到工艺要求的温度后，关闭换热系统进出口阀门。

3. 运行中时刻注意换热系统的温度表、压力表的变化，避免超压、超温现象。

4. 搅拌适时后关停搅拌器。

5. 开启出料阀和输料泵经管道过滤，排料送出。

6. 出料完毕，关闭出料阀和输料泵。

7. 关闭配电箱总电源，按设备清洁消毒规程进行清洗、消毒。

（三）注意事项

1. 保温蒸汽加热配液罐组须在电源安全情况下进行开机。

2. 安全阀的压力设定不得超过规定的工作压力。

3. 设备使用期间，严禁打开手孔及各连接管。

4. 各管道连接为卡盘式结构，如使用过程中有漏液跑气现象，应及时更换其密封圈。

5. 清洗时，忌用水冲洗仪表、减速机部位。

四、保温蒸汽加热配液罐组维护与保养

1. 每个生产周期结束后，应对设备进行彻底清洁。

2. 根据生产频率，定期检查设备，是否有密封垫损坏、泄漏、螺丝松动及其他潜在可能影响产品质量的因素，及时做好检查记录。

3. 定期检查搅拌器运转情况及机械密封情况，发现有异常噪音、磨损等情况应及时进行修理。

4. 定期对搅拌器减速机运转情况进行检查，减速机润滑油不足时应立即补充，半年换油一次。

5. 每半年对设备筒体进行一次试漏试验。

6. 长期不用应对设备进行清洁，并干燥保存，再次启用前，需对设备进行全面检查，方可投入生产使用。

7. 严禁用于对设备有腐蚀的介质环境。

8. 日常要做好设备使用记录，包括运行、维修等情况。

五、常见故障及排除方法

保温蒸汽加热配液罐组常见故障及排除方法，见表10-1。

表10-1　保温蒸汽加热配液罐组常见故障及排除方法

故障现象	产生原因	排除方法
阀门漏水	密封垫损坏	更换新的密封垫
	阀门损坏	更换新的阀门
换热效果不佳	夹套堵塞	进行疏通
	出口连接错误	按正确方式连接
罐体泄漏	罐体破损	进行修复
仪器仪表显示不准确或不显示	仪表损坏	更换新的仪表
	连接错误	重新按正确的方式连接

续表

故障现象	产生原因	排除方法
罐体生锈	外界环境不适宜	除锈后保存在适宜的环境
	罐体表面被划伤	重新处理，并进行局部钝化
保温层局部过热	夹套破损	进行修复

【工序操作考核】

小容量注射剂配液工序操作考核标准，见表10-2。

表10-2　小容量注射剂配液工序操作考核标准

项目	技能要求	分值	考核得分		
			自评	组评	教师评价
设备结构辨识	能正确辨识配液机组主要部件名称	15			
生产前检查	检查并能正确判断环境、温度、相对湿度是否符合要求，能识别储存间、操作间设备状态标志，并能正确更换	5			
生产操作	能规范操作配液机组配制出合格的药液	30			
质量控制	药液浓度合格，澄明度符合标准要求	10			
记录与状态标志	1. 生产记录适时填写、完整无差错 2. 适时填写、悬挂、更换状态标志	10			
生产结束清场	1. 清洁生产设备 2. 清洁工具和容器 3. 清洁场地、填写记录	10			
安全	听从教师指挥、安排	10			
其他	正确回答配液中常见问题的原因及解决办法	10			
合计		100			

任务10-2　洗瓶设备

【实训目的】

1. 掌握多功能洗瓶机的正确操作及维护保养方法。

2. 熟悉安瓿洗瓶设备。

【设备、材料和工具】

DHX-Ⅱ型多功能洗瓶机；安瓿瓶、纯化水；维修工具箱。

【实训内容】

一、设备概述

小容量注射剂一般用规格为1ml、2ml、5ml、10ml、20ml的安瓿进行包装。安瓿在生产和运输过程中难免有脏物、微生物等黏附，在灌封之前须洗涤干净且进行干燥灭菌，避免因包装容器污染药液致使质量不合格。安瓿的洗涤方法常用的有甩水洗涤法、加压气水喷射洗涤法、超声波洗涤法。目前国内药品生产企业使用的安瓿洗涤设备有喷淋式洗瓶机组、气水喷射式洗涤机组和超声波洗瓶机组三种。

二、多功能洗瓶机结构与工作原理

多功能洗瓶机主要由箱体、洗瓶机、供水系统等三大部分组成（图10-2）。

将盛满安瓿的铝盘置于清洗槽内，淋水板的多孔喷头自顶部喷淋出纯化水，使安瓿灌满水，旋转清洗。

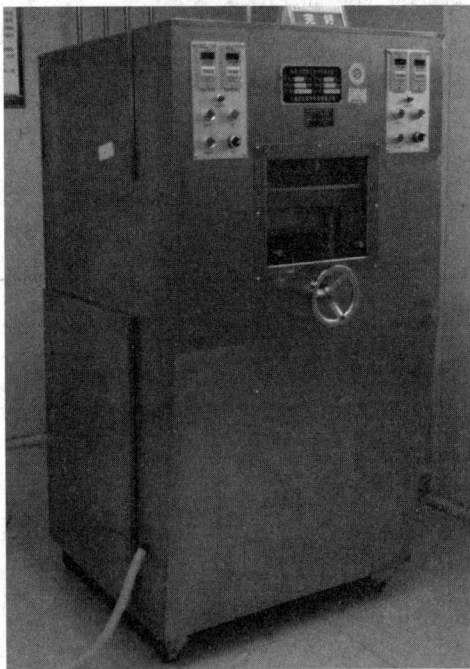

图10-2　多功能洗瓶机

三、多功能洗瓶机操作

（一）开机前准备

1. 确认设备"完好、已清洁"状态标志并在有效期内。

2. 检查设备是否放稳，检查水管路，并将排口置入下水道内。

3. 检查电路连接是否符合要求，接通电源，转动钥匙开关，启动粗精洗水泵电机，检查水泵转向与水泵箭头方向是否一致。

（二）开机操作

1. 接通电源，转动钥匙开关，面板指示灯亮。

2. 启动粗、精洗水泵电机，检查出水情况。

3. 粗洗：开启装瓶口玻璃门，此时电路呈闭路状态，将第一盘装好瓶子的盘子，插入按瓶高低所选定的清洗槽内，推至最底部为止，然后转动转盘将转子旋转180°，同样方法装入第二盘，并关闭玻璃门。

4. 按下粗洗水泵按钮，进行淋洗，淋洗时间按瓶子大小任意选定，一般按淋满所需时间为淋洗时间，校正淋洗时间继电器，然后转动手轮180°，继续对第二盘进行淋洗。

5. 时间到即自动停止淋洗，然后按下甩水按钮，将瓶内存水甩净，粗洗结束。

6. 同样按粗洗淋洗时间校正精洗时间继电器，按粗洗工作过程进行相同操作，使用纯化水对瓶子进行精洗。

7. 待机器自动缓缓停止，打开玻璃门取出已清洗的瓶子，并重新放入下批待清洗瓶。

8. 清洗结束，按清洁操作规程对设备进行清洁，填写《实验仪器使用登记册》。

（三）注意事项

1. 开车前应将玻璃门打开，用手按动各电器开关，检查电路是否已断，如检查没有断开，可调节门内行开关，直至断开为止。

2. 按清洗瓶子的规格，选择合适的清洗槽，以瓶口与金属网相距0.5cm为宜，否则会损坏机器，或造成瓶子破损。

3. 洗瓶甩水时，必须在玻璃门关闭下进行。

4. 甩水结束后，待甩洗器完全停妥后方可取出瓶盘，否则会造成事故。

四、多功能洗瓶机维护与保养

1. 每日须对设备进行清洗，将水槽水放尽，清除玻璃渣。

2. 按使用说明书对设备进行加油润滑。

3. 定期检查、紧固松动的连接件。

五、常见故障及排除方法

多功能洗瓶机常见故障及排除方法，见表10-3。

表10-3 多功能洗瓶机常见故障及排除方法

故障现象	产生原因	排除方法
玻璃破瓶过多	1. 安瓿在清洗槽内松动 2. 清洗槽不匹配	1. 装紧安瓿瓶 2. 选择合适的清洗槽
洗瓶洁净度不够	水压力不够	加大水压力
水槽内掉瓶	金属网距安瓿瓶口太远	调整金属网，以距瓶口0.5cm为宜

【工序操作考核】

安瓿洗瓶工序操作考核标准，见表10-4。

表10-4 安瓿洗瓶工序操作考核标准

项目	技能要求	分值	考核得分 自评	组评	教师评价
设备结构辨认	能正确辨认多功能洗瓶机主要部件名称	15			
生产前检查	检查并能正确判断环境、温度、相对湿度是否符合要求，储存间、操作间设备状态标志	5			
生产操作	能规范操作多功能洗瓶机对小容量注射剂进行清洗	30			
质量控制	安瓿洁净度符合工艺标准要求	10			
记录与状态标志	1. 生产记录适时填写、完整无差错 2. 适时填写、悬挂、更换状态标志	10			
清场	1. 清理产品：交中间站 2. 清洁生产设备：顺序正确，洁净度达到要求 3. 清洁工具和容器 4. 清洁场地，填写记录	10			
安全	听从教师指挥、安排	10			
其他	正确回答安瓿洗瓶中常见问题的原因及解决办法	10			
合计		100			

任务10-3　氢氧发生器

【实训目的】

掌握氢氧发生器的正确操作及维护保养方法。

【设备、材料和工具】

SY–II型氢氧发生器；氢氧化钠、纯化水；维修工具箱。

【实训内容】

一、设备概述

氢氧发生器是利用水电解产生氢气和氧气的电化学设备。

二、氢氧发生器结构与工作原理

氢氧发生器主要由电源系统、电解槽系统、液气分离系统、冷却系统，控制系统、安全防火系统等组成（图10-3）。

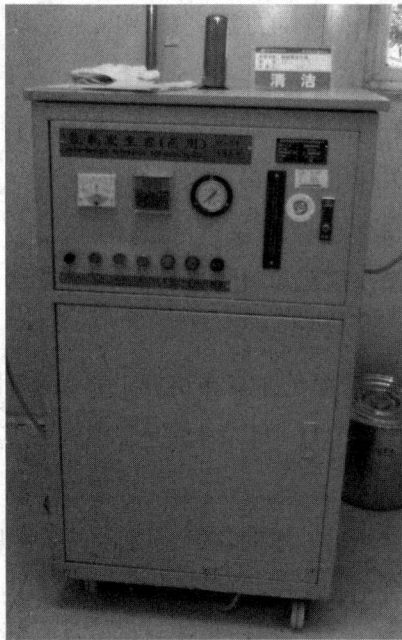

图10-3　氢氧发生器

利用水在特定条件下裂解产生氢和氧的原理将水裂解产生氢氧高能原料，它由气液混合体组成，经液气分离装置将氢氧分离，氢作为高温燃料，氧可助燃，再经安全系统处理后，由自动控制器将氢氧燃料输入医药安瓿拉丝灌装封口设备上，点燃即可使用。

三、氢氧发生器操作

（一）开机前准备

1. 确认设备"完好、已清洁"状态标志并在有效期内。

2. 检查电路连接是否符合要求，输气阀门是否关闭。

3. 水源料的配制：将电解质（氢氧化钠）0.7kg放入容器内，加入纯净水10kg，配制成8%~9%的水原料合成液，搅拌均匀后即可。

4. 水原料的加入：将注水接口管放入合成液容器中，按动后面板水泵启动电源开关，打开排气，将合成液注入储液罐内，加液完毕，关闭注水开关和排气阀。加液量以控制在液位显示计的下液位为宜。

（二）开机操作

1. 接通电源，面板上红色指示灯亮。

2. 按面板水泵电源开关，几秒钟后，按工作开关，绿色指示灯亮，各循环系统开始工作。

3. 注意观察压力表指示，当压力达到0.2MPa时，即可打开阀门输送气体到工作间。

4. 点火，调整火焰到封口所需火焰要求后，即可进行正常工作。

5. 工作完毕后，应先关掉气阀，再关闭机器工作开关，打开排气阀门，放空机内余留气体后，再关掉阀门，此操作顺序要严格遵守。

6. 生产结束，按清洁操作规程对设备进行清洁，填写《实验仪器使用登记册》。

（三）注意事项

1. 在给机器加水时，绝对不允许漏在机器上，以免引起机器整机多处导电、打火，使机器产生爆鸣或电伤人员。一旦发生漏水现象，应立即擦净，等干透后才可送电工作。

2. 机器应放在干燥处，开机后不允许触摸机体，以免漏电造成事故。

3. 无论是在工作中或工作后，只要压力表指示机内存在压力，就应引起高度重视，切记不要拔下连接带，否则危险，可先把机内气体放空后，再拔连接带。

4．在进行生产作业时，必须使用"喉管式安全阀"否则易回火、爆鸣而影响工作。

5．使用过程中，不得用任何容器储存气体，否则十分危险。

6．如需临时停机，再重新起动时，必须放空机内残留气体，方可启动工作开关。

7．设备具有自动保护功能，当压力达到0.3MPa时，机器自动停机，此时不消耗电能，当压力下降到0.25MPa时，自动恢复工作状态。

四、氢氧发生器维护与保养

1．连续使用2个月后，应将电解槽排污阀门打开清洗。清洗时，向储罐内注入洁净清水冲洗，冲洗完毕后，关闭排污阀门，重新加入水原料合成液后即可正常使用。

2．定期检查机器内管接头有否松动或漏气现象。

3．定时检查机器内各部件密封性。

五、常见故障及排除方法

氢氧发生器常见故障及排除方法，见表10-5。

表10-5　氢氧发生器常见故障及排除方法

故障现象	产生原因	排除方法
机内连接管有漏水、漏气	机内连接管有漏水、漏气之处	更换或拧紧
使用较长时间后，发生电流过小，产气不足	水原料浓度过高或过低	重新配制电解质溶液
整机自动关机	整机温控器超过最高温度60℃	待温度下降到50℃时，机器自动启动
连续超温停机	1．水原料浓度过高或过低 2．循环泵未正常工作 3．冷凝器循环泵未正常工作	1．要更换电解质容液，按合理配比 2．检查循环泵是否正常工作 3．检查冷凝器是否正常工作

【工序操作考核】

点火工序操作考核标准，见表10-6。

表10-6　点火工序操作考核标准

项目	技能要求	分值	自评	组评	教师评价
				考核得分	
设备结构辨认	能正确辨认氢氧发生器主要部件名称	15			
生产前检查	检查并能正确判断环境、温度、相对湿度是否符合要求，储存间、操作间设备状态标志	5			
生产操作	能规范操作氢氧发生器	10			
质量控制	调整火焰	10			

续表

项目	技能要求	分值	考核得分		
			自评	组评	教师评价
记录与状态标志	1. 生产记录适时填写、完整无差错 2. 适时填写、悬挂、更换状态标志	10			
清场	1. 清洁生产设备：顺序正确，洁净度达到要求 2. 清洁工具和容器 3. 清洁场地，填写记录	10			
安全	听从教师指挥、安排	10			
其他	正确回答安瓿熔封点火中常见问题的原因及解决办法	10			
合计		100			

任务10-4 灌封设备

【实训目的】

1. 掌握安瓿拉丝灌封机的正确操作及维护保养方法。
2. 熟悉安瓿灌封设备。

【设备、材料和工具】

ALG-1/2型安瓿拉丝灌封机；安瓿瓶、氯化钠注射溶液；维修工具箱。

【实训内容】

一、设备概述

灌封系指将合格的药液灌装到清洗合格的药品包装材料内并进行封口的操作。灌封是小容量注射剂生产的关键工序之一。其工序为：通气→灌装→通气→封口。药液灌装要求剂量要准确，药液不沾瓶，通惰性气体时要既不使药液溅到瓶颈，又使安瓿空间空气除尽。封口有拉封和顶封两种方法，因拉封封口严密，不像顶封易出现毛气孔，且拉封时火焰对药液的影响亦小，故目前主要采用拉封方法进行熔封。安瓿封口要求严密，颈端圆整光滑，无尖头、焦头和鼓泡。根据灌封工序和方法，小容量注射剂灌封设备采用的是安瓿拉丝灌封机。

二、安瓿拉丝灌封机结构与工作原理

1. **主要结构** 安瓿拉丝灌封机的基本结构按功能分为送瓶机构、灌装机构和拉丝封口机构（图10-4）。

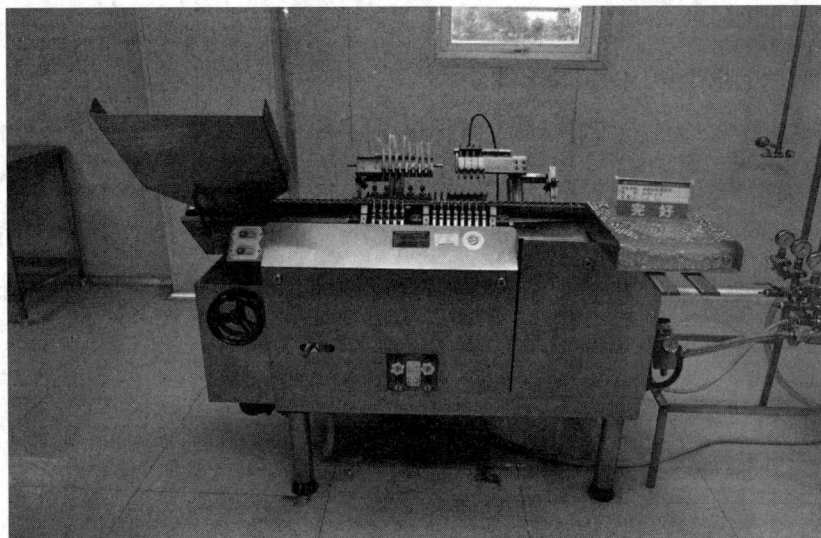

图10-4 ALG-1/2型安瓿拉丝灌封机

（1）送瓶机构 安瓿送瓶机构主要由平行安装的两条固定齿板与两条移动齿板组成；两条固定齿板分别安装在最上面和最下面，其齿槽为三角形，使安瓿上下两端卡在槽中而固定；两条移动齿板等距离地安装在中间，其齿形为椭圆形，目的是防止在送瓶过程中将安瓿挤碎，同时还具有托瓶、移瓶及放瓶的功能。

（2）灌装机构 灌装机构由三个分支机构组成：①灌液机构，主要包括灌针、灌注针筒、单向阀等，其功能是使针头进出安瓿，注入药液完成灌装。②凸轮-压杆机构，包括凸轮、扇形板、顶杆座、顶杆、压杆等。作用是将药液从贮液灌中吸入针筒内，并定量输向针头。③缺瓶止灌机构，当灌装工位因故障缺瓶时，能自动停止灌注药液，以防浪费药液和污染设备。

（3）拉丝封口机构 安瓿灌封机拉丝封口机构的结构主要由拉丝、加热、压瓶三部分组成。拉丝部件按其传动方式可分为气动拉丝和机械拉丝两种；作用是使拉丝钳上下移动及使拉丝钳口开启和关闭。气动拉丝是通过气阀和凸轮控制压缩空气进入拉丝钳管道，从而使拉丝钳口开启及关闭。气动拉丝结构简单、维修方便、造价较低，但噪声大，且排气有污染。机械拉丝主要是通过连杆-凸轮机构带动钢丝绳控制拉丝钳口的开启与关闭。机械拉丝噪声低、无污染，但是其结构复杂、制造精度要求高，主要适用于无气源的地方。加热部分主要由燃气喷嘴和气源等组成，气源有煤气、氧气及压缩空气，燃烧时火焰温度可达1400℃左右。压瓶部分主要由压瓶凸轮、压瓶滚轮、摆杆等组成，作用是使安瓿在压瓶凸轮及摆杆作用下被压瓶滚轮压住不能移动，防止拉丝熔封时安瓿随拉丝钳而移动，使封口不符合要求。

2. 工作原理 拉丝灌封机的工作原理为：洁净的安瓿由送瓶机构送至灌注工位，灌注针头随针头托架座上的圆柱导轨滑动插入安瓿中完成灌注药液的动作；移动齿板又将安瓿移至封口工位，此时安瓿在固定齿板上不停地自转，同时由压瓶机构压住，使安瓿不能移动，安瓿的瓶颈首先经过火焰预热后向前移动再加热到熔融状态，拉丝钳下移夹住瓶颈，拉断丝头，因安瓿在不停地自转，丝颈的玻璃便熔合密接在一起，拉丝钳上移至最高位置并张开、闭合两次，将拉出的废丝头甩掉，从而完成拉丝动作；封口后的安瓿由移动齿板移至出瓶斗。

三、安瓿拉丝灌封机操作

（一）开机前准备

1. 确认设备"完好、已清洁"状态标志并在有效期内。

2. 启动前，对所有需要润滑的部件加注润滑油，检查减速箱内油平面，需要时加注相适应的润滑油。

3. 检查燃气、保护气体管路、电路连接是否符合要求。

4. 调节药液装量。用调节螺帽进行调节装量：松开调节螺母调至A方向则装量增加，调至B方向则装量减少，利用调节螺帽调节装量，装量变化较小。用杠杆进行调节装量：松开杠杆螺栓，调节连杆与上下杠杆的连接点即可调节装量，利用杠杆调节装量则装量变化较大。

5. 转动手轮摇动使机器运行1~3个循环，检查是否有卡滞现象。

（二）开机操作

1. 打开电控柜，将断路器全部合上，关上柜门，将电源置于ON。

2. 启动层流电机。

3. 在操作画面上按主机启动按钮，再旋转调速旋钮，开动主机，由慢速逐渐调向高速，检查是否正常，然后关闭主机。

4. 手动操作将灌装管路充满药液，排空管内空气。

5. 开动主机运行，再设定速度试灌装，监测装量，调节装量调节装置，使装量在标准范围之内，然后停机。

6. 打开燃气阀门。

7. 点燃第一个火嘴，用引火锤从点燃火嘴向其他火嘴横拉，点燃所有火嘴，调节流量计开关，使火焰达到设定状态。

8. 启动进瓶装置。

9. 进几组瓶后停止进瓶，看灌装拉丝效果，将火焰调至最佳，重新进瓶开始正式生产。

10. 生产结束停机，关闭氧气阀门、燃气阀门、保护气体阀门、压缩空气总阀门。

11. 按设备清洁规程做好清洁卫生，填写《实验仪器使用登记册》。

（三）注意事项

1. 中途停机时先按制动按钮，待瓶走完后方可停机，以免浪费药液和包材。

2. 总停机时先关闭燃气阀，再停止进瓶，最后关断总电源。

3. 燃气氧气火焰温度的调节：调节火头时，预热工位的火头温度应略低于拉丝火头，火焰为淡蓝色微黄，拉丝火头为暗蓝色，则利用针形阀开关进行微量调，同时调节压瓶轴压力，以4个瓶子同时转动为宜。

4. 火头与安瓿的位置，约距10mm较适宜，出火口必须各自对准安瓿中心，设备在移瓶时火头会抬起，但不宜抬得很高，一般抬起高度以15mm为宜。

5. 当安瓿进入拉丝工位时，转瓶中心支点圆柱高度在0.5~0.8mm，太高会影响进瓶子落下或倒瓶，同时压瓶栓同步下移压至瓶子中心，迫使瓶子均匀旋转，如发现个别瓶子下移困难必须调整中心圆柱高度，直至瓶子转动均匀为止，确保拉丝正常进行。

6. 拉丝钳可根据瓶子高低进行调整，夹钳下降夹紧瓶口拉丝后，向上升至顶然后开钳，将玻璃屑丢至玻屑箱。

四、安瓿拉丝灌封机维护与保养

1. 在停机状态下打开后盖门、前盖板，定期给凸轮、齿轮、滑套处注润滑脂，减速器注润滑油。

2. 开机前检查齿形带的松紧，并根据情况进行调整维修或更换。

3. 检查电机转轴旋转方向与指示牌方向是否一致。

4. 开机前先手动盘车2~3个运动循环。

5. 单独空载启动各电机，检查电机是否正常运转，电机启动后及运转中经常检查控制面板的指示灯及控制器的显示值，聆听电机声音，发现异常情况立即报告维修人员。

6. 检查燃气管路是否堵塞、泄漏，发现异常及时处理。

7. 检查灌装针头是否堵塞及变形，及时处理。

8. 检查灌装管路是否泄漏，及时更换泄漏管路。

9. 检查灌装泵、玻璃分液器、单向阀是否存在泄漏，及时更换泄漏件。

10. 随时更换损坏件，定期对紧固件进行紧固。

11. 设备传动部件中的直线滑轨、圆柱凸轮、滚珠丝杆、盘形凸轮、转轮组件、菱形座轴承等零部件需进行定期润滑保养，方法为先用抹布等将发黑的润滑脂清除再将洁净油品涂抹于各工作面。

五、常见故障及排除方法

安瓿灌封机常见故障及排除方法，见表10-7。

表10-7 安瓿灌封机常见故障及排除方法

故障现象	产生原因	排除方法
电机不能工作，无法启动	1. 主电机发生故障 2. 其他部位卡死	1. 排除电机故障 2. 手动盘车、分部位找出故障、排除
进瓶部位碎瓶	1. 链槽输瓶超前 2. 进料斗瓶子不足	1. 调整链槽时间与传动齿条吻合 2. 进瓶斗加足瓶子、压棍
出瓶时碎瓶	1. 出瓶托板未调整好 2. 出瓶座底面高于托轨平面 3. 出瓶座槽腔不匀，或挤瓶 4. 尼龙弹片失效或损坏而倒瓶 5. 托瓶板行程不当或未对准中心	1. 调整出瓶推板凸轮 2. 调整出瓶座底平面，应低于或平行于托轨平面 3. 拆除出瓶座，重新调整槽腔、牢固 4. 更换新弹片 5. 调整行程到位，并对中
液泵过载	1. 玻璃泵位置安装不当，不走直线 2. 计量调节螺杆杠杆位置干扰 3. 泵体和活塞固定套接触处不符要求 4. 灌液机构松动跳位卡死 5. 润滑不好，设备运动抖动 6. 玻璃泵或活塞卡死 7. 其他机件松动跳位或卡死	1. 上部固定板与下部固定板不对心，或滑动滚轮损坏、卡死，调整、更换滚轮 2. 调整间隙，消除干扰 3. 修整孔的倒角，消除干扰 4. 排除故障 5. 加强润滑或排除各轴的轴向窜动 6. 排除泵内异物，或更换新泵 7. 检查排除故障
计量不稳定	1. 泵与活塞密封间隙过大 2. 微调螺母移位，或下部机构松动 3. 灌液机构有干扰或阻滞现象 4. 输液胶管弹性大（材质不符）或壁薄 5. 玻璃泵固定件松动	1. 更换新泵 2. 检查调正后，紧固 3. 检查排除故障 4. 更换输液管（PVC管） 5. 调正后紧固

续表

故障现象	产生原因	排除方法
移动齿板时倒瓶	1. 移动齿条内有破瓶 2. 行走梁及压瓶栓不同步 3. 主行杆与滑套润滑不好间隙过大 4. 机构螺钉松动 5. 压瓶栓偏低或偏高	1. 清除破瓶 2. 调整压瓶栓齿轮位置 3. 保证润滑, 更换滑套 (铜或油尼龙) 4. 找出问题, 排除故障。调整两端轴套座, 达到平直。调好, 紧固 5. 调整压瓶栓位置等
灌针收液不好	1. 单向阀或毛细孔堵塞 2. 灌液与走瓶时间不协调 3. 灌针接头及胶管密封不好 4. 灌液针头口加工质量不符要求 5. 胶管弹性大, 壁薄	1. 更换新单向玻璃 2. 调整灌液凸轮, 使之协调 3. 检查排除灌针、单向阀及管路密封差的故障 4. 针口处内孔不能倒角 5. 更换输液管
封口不好	1. 安瓿不转动 2. 压瓶轴承不转动 3. 火焰调节不当与速度不协调 4. 拉丝钳口与安瓿中心不对中 5. 拉丝钳与走瓶时间不协调 6. 转瓶滚轮磨损或压力调节不当 7. 两钳口片之间位置不合适 8. 拉丝头动作不符	1. 瓶子或滚轮沾有药液, 擦净 2. 清洗或更换新轴承, 使转动灵活 3. 调整使之吻合 4. 调整钳口对中 5. 调整拉丝头, 时间准确, 不得过早或滞后 6. 更换滚轮, 或调节下部压簧螺钉 7. 调整两片之间的间隙为最小, 保证动作灵活、平行、不干扰 8. 保证拉丝钳的两个动作合适
焦头多	1. 灌针收液不好 2. 灌针与安瓿中心位置误差太大 3. 速度过快, 造成药液反冲 4. 灌针加工质量不符规定 5. 灌针机构有松动部位	1. 排除故障, 或更换单向阀 2. 调整灌针与瓶口对中, 上下动作为直线, 不得碰磨瓶 3. 速度要与药液黏度相适应 4. 针口部位不要倒角, 保证表面张力 5. 排除各部位的松动现象
火焰熄灭	1. 喷火嘴内有异物堵塞 2. 燃气和氧气流量及压力不足 3. 燃气不畅通	1. 清除喷火嘴内的异物 2. 调整流量计, 使两气适当 3. 检查排除故障
喷火嘴点不燃	1. 气阀开关未开 2. 针形损坏或失灵 3. 燃气阀损坏或失灵	1. 开启阀门 2. 修复或更换针形阀 3. 检修燃气阀, 或更换新的
无瓶灌装	1. 灌装失控 2. 电磁阀卡死	1. 检查电磁阀是否损坏, 调整压瓶触点, 保证电路接通 2. 调整电磁阀间隙

续表

故障现象	产生原因	排除方法
泡头较多	1. 火嘴火焰温度高 2. 抽风压力过小 3. 火嘴避让太慢 4. 火嘴与安瓿位置歪斜	1. 调整火焰适度 2. 排除抽风故障 3. 调整下部凸轮位置，使之协调 4. 调整对中
平头多	1. 丝钳口过低 2. 药液沾到瓶口 3. 安瓿不转	1. 调整提高钳口位置 2. 调好针与安瓿位置对中 3. 保证转动，排除故障
吊丝	1. 熔度过低 2. 抽风压力太大 3. 火头避让太快	1. 调正前后火焰 2. 排除抽风故障 3. 调整下部凸轮位置

【工序操作考核】

小容量注射剂灌封工序操作考核标准，见表10-8。

表10-8 小容量注射剂灌封工序操作考核标准

项目	技能要求	考核得分			
		分值	自评	组评	教师评价
设备结构辨认	能正确辨认安瓿灌封机主要部件名称，并能说出其功能	15			
生产前检查	环境、温度、相对湿度、储存间、操作间设备状态标志	5			
生产操作	能规范操作安瓿灌封机对小容量注射剂进行灌装熔封	30			
质量控制	装量差异符合标准要求，封口质量符合要求	10			
记录与状态标志	1. 生产记录适时填写、完整无差错 2. 适时填写、悬挂、更换状态标志	10			
清场	1. 清理产品：交中间站 2. 清洁生产设备：顺序正确，洁净度达到要求 3. 清洁工具和容器 4. 清洁场地，填写记录	10			
安全	听从教师指挥、安排	10			
其他	正确回答安瓿灌封中常见问题的原因及解决办法	10			
合计		100			

任务10-5　灯检设备

【实训目的】

1. 掌握澄明度检测仪的正确操作及维护保养方法。
2. 熟悉认识安瓿灯检设备。

【设备、材料和工具】

SC-2型澄明度检测仪；安瓿；维修工具箱。

【实训内容】

一、设备概述

澄明度检测仪是根据注射剂澄明度检查细则和判断标准中检查装置的各项规定而研制的仪器。适用于各类针剂、大输液和瓶装药液的澄明度检测。

二、澄明度检测仪结构与工作原理

澄明度检测仪为采用三基色照度连续可调荧光灯和电子镇流器组成的光源系统。工作装置背景采用遮光板、黑色背景、检测白板等提高了目检分辨能力与减小视觉疲劳。数字式电子照度计使用方便、稳定可靠，检测时间可以任意设定，并有声光报警功能（图10-5）。

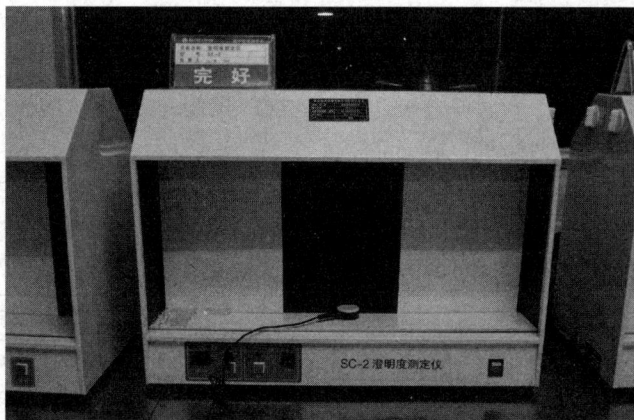

图10-5　澄明度检测仪

三、澄明度检测仪操作

（一）开机前准备

1. 检查设备清洁是否符合生产要求，是否有清场合格证。

2. 检查电源接线。

（二）开机操作

1. 启动电源开关，此时荧光灯一开即亮。

2. 启动照度开关，此时照度显示为数字：00表示照度为 $0 \times 100lx$。

3. 将仪器的附件照度传感器插头插入面板孔，把传感器放置在测定检品位置测定照度，同时调节仪器上部旋钮，调至所需照度条件，照度调好后，拔下插头，关闭照度开关。

4. 根据所测药品要求，用仪器面板上的拨盘开关设定所需检测的时间。

5. 如果控制检查时间，在检测样品的同时，按动计时微触开关，指示灯每秒闪烁一次，而且起始和终止有声响报警。

6. 测试完毕后，关闭仪器的总电源开关，拔下电源插头，按设备清洁规程做好清洁卫生，填写《实验仪器使用登记册》。

（三）操作注意事项

1. 使用前一定要检查电源插头的地线是否可靠接地。检品盒内若留有药水应及时清除，以防流入电器箱内造成其他事故。

2. 打开电源开关后，若灯管不亮应首先检查保险管及电源。调节仪器灯管旋钮时禁止旋转360°，最大只能旋转180°，以防止灯管电线接触不良。

四、澄明度检测仪维护与保养

1. 请勿置于潮湿、风吹日晒、雨淋之处。使用仪器前，应先检查电源软线与插头。

2. 清理灯箱内壁必须使用毛刷。

五、常见故障及排除方法

澄明度检测仪常见故障及排除方法，见表10-9。

表10-9　澄明度检测仪常见故障及排除方法

故障现象	产生原因	排除方法
灯管不亮，无显示值	1. 电源未开	1. 打开电源
	2. 保险管坏	2. 更换保险管
灯管启动不亮	灯管、电子镇流器损坏	更换灯管、电子镇流器

续表

故障现象	产生原因	排除方法
显示器断道，记数不准确	器件插座松动	牢固插座
灯管亮，无显示值，不计数	电源变压器损坏	更换电源变压器

【工序操作考核】

灯检工序操作考核标准，见表10-10。

表10-10　灯检工序操作考核标准

项目	技能要求	分值	自评	组评	教师评价
设备结构辨认	能正确辨认澄明度检测仪主要部件名称	15			
生产前检查	检查并能正确判断环境、温度、相对湿度是否符合要求，储存间、操作间设备状态标志	5			
生产操作	能规范操作澄明度检测仪	30			
质量控制	无漏检不合格品	10			
记录与状态标志	1. 生产记录适时填写、完整无差错 2. 适时填写、悬挂、更换状态标志	10			
清场	1. 清洁生产设备：顺序正确，洁净度达到要求 2. 清洁工具和容器 3. 清洁场地，填写记录	10			
安全	听从教师指挥、安排	10			
其他	正确回答安瓿灯检中常见问题的原因及解决办法	10			
合计		100			

任务10-6　印字设备

【实训目的】

1. 掌握Ay系列安瓿印字机的正确操作及维护保养方法。

2. 熟悉安瓿印字设备。

【设备、材料和工具】

Ay系列安瓿印字机；安瓿；维修工具箱。

【实训内容】

一、设备概述

小容量注射剂需在安瓿瓶体上印有药品名称、有效日期、产品批号等信息，否则不允许出厂。承担印字工序的设备为安瓿印字机。安瓿印字机是在安瓿外壁上印字及将印好字的安瓿摆放于纸盒内的主要设备，可用于多种规格的安瓿印字、进盒。

二、安瓿印字机结构与工作原理

安瓿印字机的结构主要由输送带、压瓶轮机构、热风烘干循环装置、上料输送机构、印字执行机构总成、控制机构总成和人机界面等组成（图10-6）。

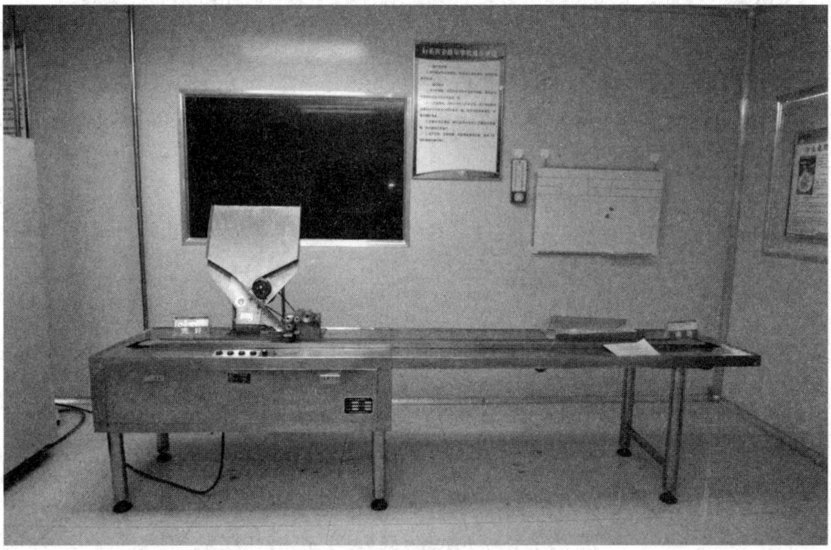

图10-6 安瓿印字机

2. 工作原理 经灯检合格的安瓿，通过输送带送至印字执行机构进行印字。设备启动时，主机开始运转；按下"上墨"键后靠墨辊快速上墨；按下"进瓶"按钮，螺杆和输瓶网袋链条启动，把安瓿运送至印字执行机构，安瓿与树脂版滚筒咬合后的橡皮布滚筒上字迹完全吻合，橡皮布上的字迹即清晰地印至安瓿上。印过字的安瓿，由输送带输出，然后盖盒、贴签、包装即得产品。

三、安瓿印字机操作

（一）开机前准备

1. 检查设备是否清洁完好。

2. 检查字版内容是否与当日开印的药品名称、规格及编号相符。

3. 取适量油墨加入墨槽内。

（二）开机操作

1. 打开电源开关使设备接通电源。

2. 按下操作盘上的"启动"键后调好机器速度，使机器运转，将油墨均匀打开。

3. 将上墨量调到最佳上墨状态，再向油墨盒内加注适量油墨。

4. 按下"停止"键停机，检查树脂版是否完好无损。

5. 再按下"启动"键使机器运转并迅速靠版，同时按下"进瓶"按钮，螺杆和输瓶网带以及链条启动，机器开始印字。

6. 检查并观察安瓿上的字迹是否清晰完整，油墨颜色是否合适，若正常机器将进入"自动"运行状态，自动上墨开始工作。

7. 印字过程中随时监控设备运行情况，若出现异常情况，应及时调整或停机检修。

8. 关闭主机电源，关闭配电箱总电源，按设备清洁消毒规程进行清洗、消毒，填写《实验仪器使用登记册》。

（三）操作注意事项

1. 机器停止时，将触摸屏转换为首页，避免其他物体接触启动键，造成机器损坏或不必要的损失。

2. 严禁药液洒落至触摸屏上，以防药液渗入触摸屏内造成漏电。

3. 在墨辊放上之后，设备没有上墨之前不可开机运行，避免墨辊之间的摩擦，影响墨辊的使用寿命。

四、安瓿印字机维护与保养

1. 机器开机前检查传动部分的润滑情况，及时加注润滑油。

2. 每次操作完成后及时清洗印字版辊、橡皮布辊表面、油墨槽及墨盒内残余的油墨污垢。

3. 每班后清理附着于橡皮布、靠版软辊及传墨软辊上的玻屑。

4. 每周检查主串墨辊及尼龙过桥齿轮磨损程度，注意及时更换。

5. 每月及时更换清晰的触摸屏保，检查输送带、电机同步带使用情况。

6. 每半年检查并测试所有安全装置；检查螺杆同步带、橡皮布滚筒同步带松紧度及磨损情况，及时调整或更换；检查设备上齿轮、主串墨辊轴的磨损情况并加注黄油；拆下所有墨辊进行清洁，并检查表面状况及轴头、轴承情况，加注润滑油脂，检查墨辊压力。

五、常见故障及排除方法

安瓿印字机常见故障及排除方法，见表10-11。

表10-11　安瓿印字机常见故障及排除方法

故障现象	产生原因	排除方法
输送带抖动	1. 输送带主动轮磨损严重 2. 输送带张力不够 3. 输送带轨道不畅，对输送带有阻力	1. 更换输送带主动轮 2. 调整张紧轮 3. 清理输送带轨道
气缸不能正常工作	1. 车间总气量太小 2. 控制气缸的电磁阀损坏	1. 增加气量使其达到4~6个气压 2. 更换电磁阀
不上墨	1. 没有开启上墨时间 2. 墨辊电机电容烧坏 3. 靠墨辊没有调整到位 4. 控制上墨的气缸没有工作	1. 开启上墨时间 2. 更换电容 3. 调整靠墨辊间隙 4. 检查气缸
缺字	1. 橡皮布缺字 2. 橡皮布被玻璃碎屑扎破 3. 橡皮布凹凸不平	1. 调整橡皮布与树脂版滚筒之间的压力 2. 更换橡皮布 3. 使用橡皮布还原剂还原
油墨太重	1. 墨量太大，上墨次数过多 2. 油墨黏度过高	1. 减少或关闭上墨次数将墨辊上的多余墨量清理到墨槽中 2. 用调墨油调和油墨黏度
糊板	1. 树脂版曝光时间太长导致洗版不彻底 2. 靠版辊与树脂版版间压力太大 3. 油墨量上得太多	1. 缩短曝光时间 2. 调节靠版辊支架减少压力 3. 减少上油墨量
字迹不实	1. 版辊筒与橡皮布滚筒咬合太轻 2. 安瓿与橡皮布滚筒压力太小 3. 安瓿外壁太脏	1. 调整版辊筒与橡皮布滚筒压力 2. 加大安瓿与橡皮布滚筒压力 3. 清洗安瓿外壁

【工序操作考核】

安瓿印字工序操作考核标准，见表10-12。

表10-12　安瓿印字工序操作考核标准

项目	技能要求	分值	自评	组评	教师评价
			考核得分		
设备结构辨认	能正确辨认安瓿印字机主要部件名称	15			

续表

项目	技能要求	分值	考核得分		
			自评	组评	教师评价
生产前检查	环境、温度、相对湿度、储存间、操作间设备状态标志	5			
生产操作	能规范操作安瓿印字机	25			
质量控制	内容齐全、清晰、工整、字迹墨色一致	15			
记录与状态标志	1. 生产记录完整、适时填写 2. 适时填写、悬挂、更换状态标志	10			
清场	1. 清理产品：交中间站 2. 清洁生产设备：顺序正确，洁净度达到要求 3. 清洁工具和容器 4. 清洁场地，填写记录	10			
安全	听从教师指挥、安排	10			
其他	正确回答安瓿印字中常见问题的原因及解决办法	10			
合计		100			

实训十一　大容量注射剂生产设备

【实训目的】

1. 掌握玻璃瓶液体灌装机的正确操作及维护保养方法。
2. 熟悉大容量注射剂灌封设备。

【设备、材料和工具】

CLM 系列玻璃瓶液体灌装机；100ml 输液瓶、葡萄糖注射溶液；维修工具箱。

【实训内容】

一、设备概述

玻璃瓶灌装机有多种机型，按包装容器的输送方式不同分为直线型灌装、旋转型灌装，按灌装方式不同分为常压灌装、负压灌装、压力灌装和恒压灌装，按计量方式分为流量定时式、量杯容积式、计量泵注射式、恒压灌装机等。注意：若采用计量泵注射式灌装，因与药液接触的零部件之间有摩擦可能会产生微粒，须加终端过滤器；若灌装易氧化的药液时，设备应有充氮装置。

二、玻璃瓶灌装机结构与工作原理

玻璃瓶灌装机是旋转式灌装加塞轧盖机，采用的是旋转式送瓶、恒压恒流灌装方式，其结构如图 11-1 所示。来自前道工序的输液瓶通过输瓶轨道的传送进入灌装加塞机进瓶绞龙，然后以给定的距离分瓶，进入灌装部分灌装药液，灌装药液后的输液瓶经过中间拨轮充氮，过渡到加塞工位，压加胶塞后进入锁口轧盖工序。

上塞机构采用螺旋振荡给料器理胶塞，工作时在电磁铁的作用下，理塞斗作圆周往复运动和上下运动（理塞斗高度可调）；由理塞斗整理的胶塞直接输送到接塞板上，回转的压塞头经过接塞板时将塞子吸住带走，灌药后的输液瓶与压塞头同步回转，压塞头在凸轮的作用下逐步下降，将胶塞加在瓶口上并压至合适深度。

玻璃输液瓶轧盖机一般由振动落盖装置、压盖头、轧盖头、输瓶等部分组成，是单头间歇式轧盖机。工作时玻璃瓶由输瓶机送入拨盘内，拨盘间歇地运动，每运动一个工位依次完成上盖、揿盖、轧盖等功能。轧盖时瓶不转动，而轧刀绕瓶旋转。轧头上设有三把轧刀，呈正三角形布置，轧刀收紧由凸轮控制，轧刀的旋转是由专门的一组皮带变速机构来实现的，且转速和轧刀的位置可调。轧盖时，玻璃瓶由拨盘粗定位和轧头上的压盖头准确定位，以保证轧盖质量。

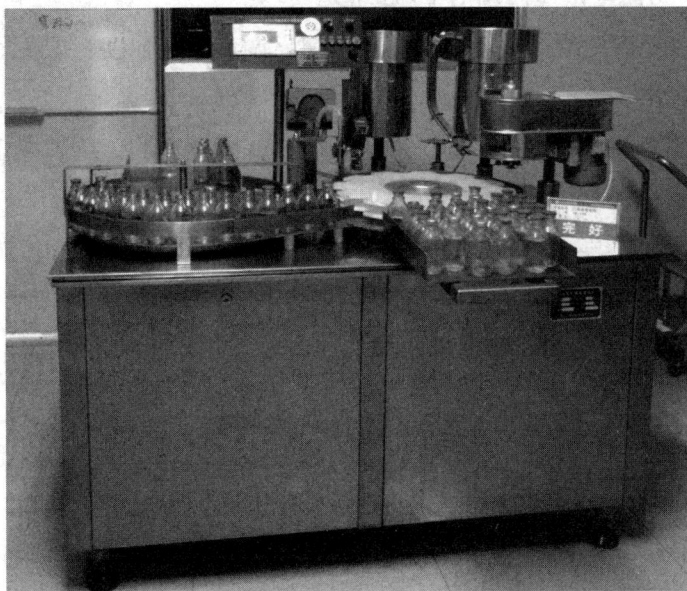

图11-1　玻璃瓶灌装机

三、玻璃瓶灌装机操作

（一）开机前准备

1．确认设备"完好、已清洁"状态标志并在有效期内。

2．检查主机、输送带电源、数控系统及其显示是否正常。

3．检查各润滑点的润滑情况。

4．检查药液管道阀门开启是否灵敏、可靠，各连接处有无泄漏情况。

5．在输瓶轨道上布置适量的精洗过的玻瓶；在理塞斗中加入约1/3量的胶塞，振荡器理盖斗加入合格的铝盖。

6．开启药泵，往恒压罐内输入药液，调节恒压罐阀门，保持罐内恒定压力，手动检查各气动阀是否能正常开闭。

7．控制洁净压缩空气压力为0.4~0.6MPa。

（二）开机操作

1. 首先打开电源开关，待电源指示灯亮后开振荡器、输送带、主机、变频调速器，待频率显示出相应值与产量相符时停止调速。

2. 调节触摸屏各气动隔膜泵开关时间，测定灌装量，达到工艺要求。

3. 玻瓶通过托瓶台向上移动，灌液管及充氮管伸入瓶口先充氮气以排除瓶内空气，到达灌装工位进行灌装。用30个玻瓶进行试装，查明药液澄明度及装量合格后开始灌装操作。将30瓶药液返回调剂重新过滤。

4. 调节灌装速度至规定值，启动振荡按钮，调节振荡强度、振荡下塞速度，将胶塞送至下塞轨道。

5. 打开轧盖振荡器、主机、输送带，最后开变频调速器，待频率显示相应值与产量相符时停止调速。

6. 启动送瓶、灌装按钮进行灌装。灌装过程中定时检查装量和澄明度。

7. 停机时先关进药阀门，后关变频调速器、振荡、主机、输送带。操作完毕后，关闭电源，按清洁操作规程对设备进行清洁，填写《实验仪器使用登记册》。

（三）操作注意事项

1. 进瓶拨轮位置的调整：拨轮进出瓶缺口的位置必须与中心转台上的托瓶台的位置对准，调整时首先松开紧固螺钉和手柄螺栓，然后转动拨轮片，使其与托瓶台对准，拧紧紧固螺钉和螺栓。

2. 灌装容量的调整：调节触摸屏各气动隔膜泵开关时间。

3. 灌装嘴高度的调整：更换不同规格的瓶子时，先松开灌装嘴支架固定套上的螺钉，后松开手柄，摇动手轮，摇至瓶子所需的高度后紧固支架固定套上的螺钉。

4. 轧头压力及轧刀高度的调整：将输液瓶放在中心拨轮缺口，根据玻瓶高度调整轧刀高度；用调整轧头弹簧的松紧来调节轧刀压力。

5. 加塞、轧盖输送带速度必须与灌装机输送带速度保持一致，调速时必须在运转时进行。

6. 更换不同规格的瓶子时，需要更换拨轮台、拨轮及调整漏斗高度。

7. 操作面板不得用水冲洗，减速器每半年更换一次润滑油。

四、玻璃瓶灌装机维护与保养

1. 机器润滑

（1）查看记录　设备运行记录、设备润滑记录。

（2）润滑周期　每3个月打开机箱，清洁箱内油污及其他杂物，对各运动机构加注润滑油进行润滑。每年拆卸减速机，将箱体内的润滑油放出，全部更换新的润滑油。清洗各传动齿轮，对磨损严重的齿轮予以更换。

2. 机器保养

（1）保养周期　每月检查机件、传动轴一次；整机每半年检修一次。

（2）保养内容　机器保持清洁；定期检查齿轮箱、传动轴、轴承等易损部件，检查其磨损程度，发现缺损应及时更换或修复；检查电机同步带的磨损情况，更换破损同步带，调整传动带张紧机构，使之大小适度；检查各管路、阀门等有无泄漏，如有必要进行更换；检查清洗各滤芯，如有必要予以更换；检查控制柜、线路情况、电器元件、真空系统、压缩空气系统、氮气系统，更换垫圈、过滤器等易损件。

五、常见故障及排除方法

玻瓶灌装机常见故障及排除方法，见表11-1。

表11-1　玻瓶灌装机常见故障及排除方法

故障现象	产生原因	排除方法
电动机无法运行	1. 保险丝熔断、开关接线断开	1. 检查保险丝、开关线头，予以排除
	2. 设备过载，连锁保护脱开	2. 检查传动装置，排除
	3. 电气元件失灵	3. 检查电气元件，排除
	4. 电机损坏	4. 更换电机
	5. 减速机严重磨损	5. 检修或更换减速机
	6. 电源电压过低	6. 测量电源电压，通知电工维修
无法运行同步带	1. 连接用齿轮损坏	1. 检查齿轮，更换
	2. 设备过载，连锁保护脱开	2. 检查传动装置，排除
	3. 输送同步带打滑	3. 检查同步带是否过松或磨损，紧固或更换
	4. 保险丝熔断	4. 检查保险丝，予以排除
	5. 进线有断线或开关接线断开	5. 检查进线、开关线头，予以排除
	6. 电气元件失灵	6. 检查传动装置，排除
	7. 主电机损坏或烧死	7. 更换电机
进瓶台进瓶不畅	1. 进瓶轨道间隙小	1. 调整轨道间隙
	2. 进瓶轨道松动	2. 紧固轨道螺栓
	3. 轨道垫条磨损	3. 更换垫条
	4. 轨道间有碎玻璃	4. 清理干净
进瓶台处倒瓶	1. 轨道间有碎玻璃	1. 清理干净
	2. 过渡板严重磨损	2. 更换过渡板
推瓶片处倒瓶、翻瓶	1. 推瓶片上有毛刺或严重磨损	1. 更换推瓶片
	2. 推瓶片松动	2. 紧固推瓶片
	3. 进瓶轨道有碎玻璃	3. 清理干净

续表

故障现象	产生原因	排除方法
前离合器失灵	1. 离合片松动	1. 紧固螺栓
泵不工作或流量小	1. 薄膜阀损坏或磨损严重	1. 更换
洗瓶洁净度不够	1. 离子风压力不够	1. 检查离子风压力，调到规定值
	2. 滤芯损坏或堵塞	2. 更换滤芯
灌装计量不准	1. 压力不稳定（液面高度不稳定）	1. 保持液面高度稳定
	2. 电磁阀灌装时间设定不对	2. 调整电磁阀灌装时间
	3. 电磁阀动作失效、不灵敏	3. 调整或更换电磁阀
送胶塞速度慢	1. 振荡系统螺钉松动，输塞轨道不畅	1. 予以调整紧固
	2. 输塞轨道入塞口与理塞斗出塞口不齐	2. 调整平齐
	3. 塞子太少	3. 加塞

【工序操作考核】

大容量注射剂灌封工序操作考核标准，见表11-2。

表11-2 大容量注射剂灌封工序操作考核标准

项目	技能要求	考核得分			
		分值	自评	组评	教师评价
设备结构辨认	能正确辨认玻璃瓶灌装机主要部件名称	15			
生产前检查	环境、温度、相对湿度、储存间、操作间设备状态标志	5			
生产操作	能规范操作玻璃瓶灌装机	25			
质量控制	灌装一定量玻瓶输液剂，装量、扣塞、轧盖符合要求	15			
记录与状态标志	1. 生产记录完整、适时填写	10			
	2. 适时填写、悬挂、更换状态标志				
清场	1. 清理产品：交中间站	10			
	2. 清洁生产设备：顺序正确，洁净度达到要求				
	3. 清洁工具和容器				
	4. 清洁场地，填写记录				
安全	听从教师指挥、安排	10			
其他	正确回答大容量注射剂灌封中常见问题的原因及解决办法	10			
合计		100			

实训十二　冷冻干燥粉针剂生产设备

【实训目的】

掌握冷冻干燥器的正确操作及维护保养方法。

【设备、材料和工具】

冷冻干燥器；氯化钠溶液；维修工具箱。

【实训内容】

一、设备概述

冷冻干燥是将被干燥的物质在低温下快速冻结，然后在适当的真空环境下使冻结的水分子直接升华成为水蒸气逸出的过程，冻干制品复水性极好。主要用于热敏物质如抗生素、疫苗、血液制品、酶、激素和其他生物制品等。

二、设备结构与工作原理

冷冻干燥器系由制冷系统、真空系统、加热系统、电器仪表控制系统所组成。主要部件为干燥箱、凝结器、冷冻机组、真空泵、加热、冷却装置等（图12-1）。

冷冻干燥器的工作原理是将被干燥的物品先冻结到三相点温度以下，然后在真空条件下使物品中的固态水（冰）直接升华成水蒸气，从物品中排除，使物品干燥。物料经前处理后，被送入速冻仓冻结，再送入干燥仓升华脱水，之后在后处理车间包装。

三、设备操作

（一）开机前准备

1. 打开冷却水，检查真空泵油表，油面是否在视镜的两条油标线之间，检查压缩机中是否有油，相关的制冷阀门是否处于开的状态。

2. 打开电源，面板上随即有显示，首先开动真空泵及压缩机，观察运转中有无异常声响及特殊的震动，均无问题方可正式开机。

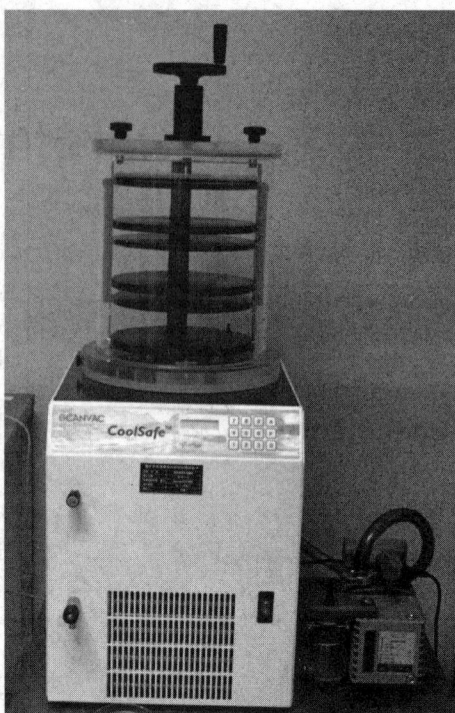

图12-1 冷冻干燥器结构图

（二）开机操作

1. 开电源，打开总开关，开制冷机降温40~60分钟。

2. 将预冻好的物料取出放到干燥架上，将干燥架放到冷阱上。

3. 检查密封圈完好且无杂物的前提下，罩上有机玻璃罩确认放水进气阀为关闭状态。

4. 打开真空计、真空泵；真空度下降至小于20Pa并且恒定即为正常，并确保真空泵运行过程中无异响。

5. 干燥结束后，先打开"防水（进气）阀"再关闭"真空泵"（阀门出口必须提前放置有足够大的容器收集化霜排出的液体）。取下有机玻璃罩，收集干燥物。

6. 按清洁操作规程对设备进行清洁，填写《实验仪器使用登记册》。

（三）注意事项

1. 整个干燥过程中制冷机不得关闭。

2. 因物性差异，干燥及预冻时间有差异。

3. 被干燥的物料不得含有易燃、易爆、易挥发的有机物，不得含有高浓度的强酸、强碱。

4. 勿频繁开关电源和制冷机，如因操作导致制冷机停机，至少等待3分钟后再重新启动制冷机。

四、设备维护与保养

1. 经常检查真空泵及压缩机表的油位，真空泵油需要保持干净。

2. 应注意真空泵及压缩机运转是否正常，有无特殊声响，电机是否超负荷运转。

3. 连续工作200小时后要定期更换真空泵油，注意保养和维护。

4. 机器必须保持清洁，机器上不允许有油污染物，以免损坏机器。工作完毕要擦拭干净机器，切断电源。做清洁工作时，应用软布擦拭，严禁用水冲洗或淋洗。

五、常见故障及排除方法

冻干机常见故障分析及排除方法，见表12-1。

表12-1 冻干机常见故障分析及排除方法

故障现象	产生原因	排除方法
真空度达不到正常要求	1. 真空泵与主机之间连接松动 2. 机玻璃罩下端平面污染或损伤 3. O型密封圈污染 4. 真空泵泵油太脏 5. 真空阀未拧紧	1. 正确卡紧卡箍 2. 清洁或更换机玻璃罩 3. 清洁，正确放置密封圈 4. 更换泵油 5. 拧紧真空阀
真空泵漏油	真空泵机身部位有损坏部件	更换所需的配件
冷阱温度偏高	1. 环境温度过高，散热不良 2. 制冷系统故障	1. 将机器置于环境温度合适、通风良好处 2. 检修制冷系统
突然停机	1. 保险丝熔断 2. 真空泵可能吸入异物	1. 更换保险丝 2. 断电检查、清理

【工序操作考核】

冷冻干燥工序操作考核标准，见表12-2。

表12-2 冷冻干燥工序操作考核标准

项目	技能要求	分值	自评	组评	教师评价
			考核得分		
结构认知	能正确认知冻干机的零部件名称	10			
冻干前准备	1. 按要求更衣，穿洁净服 2. 核对本次生产品种的品名、批号、规格、数量、质量，检查所领物料是否符合要求 3. 正确检查环境、温度、相对湿度、储存间、操作间设备状态标志牌："设备完好""已清洁"等 4. 按规定程序对设备进行润滑、消毒	20			

项目	技能要求	分值	自评	组评	师评
			考核得分		
冻干操作	1. 开机试机 2. 正确制冷 3. 正确冷凝 4. 正确抽真空 5. 正确二次干燥 6. 按要求生产一定产量的冻干粉剂，且质量符合要求	30			
清场操作	1. 作业场地清洁 2. 生产设备清洁 3. 工具和容器清洁 4. 如实填写各种生产记录，适时填写、悬挂、更换状态标志	10			
生产操作	按时完成生产操作	10			
安全	听从教师指挥、安排	10			
其他	正确回答口服液灌封生产中常见的问题	10			
合计		100			

实训十三 口服液体制剂生产设备

【实训目的】

掌握口服液灌封机的正确操作及维护保养方法。

【设备、材料和工具】

YG-10B型口服液灌封机；管制瓶、葡萄糖溶液；维修工具箱。

【实训内容】

一、设备概述

灌封（装）设备是口服液体制剂生产设备中的主要设备，按功能不同可分为灌封机、灌装机和洗烘灌封联动线。灌封机可完成定量灌装和封口操作，主要用于口服液的生产；灌装机只能完成定量灌装操作，主要用于糖浆剂的生产；洗烘灌封联动线可自动完成洗瓶、干燥灭菌、灌装、封口、贴标签等操作工序，在口服液、糖浆剂等口服液体制剂生产中的应用也越来越广泛。

二、口服液灌封机结构与工作原理

灌封机的结构按功能不同，可分为五个部分：传动机构、容器输送机构、液体灌注机构、送盖机构和加盖封口机构（图13-1）。

电机带动理瓶转盘旋转，位于理瓶转盘上的拨瓶杆将瓶子送入输瓶传送带上呈单行排列，挡瓶机构将瓶子定位于灌装工位，在灌装工位由曲柄连杆机构带动计量泵将待装液体从储液槽内抽出，通过喷嘴注入传送带上的空瓶内，送盖机构由输盖轨道、理盖头及戴盖机构组成。理盖头采用电磁螺旋振荡原理，将杂乱的盖子理好排队，经换向扭道进入输盖轨道，经过戴盖机构时，再由灌装后的瓶子挂着盖子经过压盖板，使盖子戴正，送至输瓶传送带上送出。

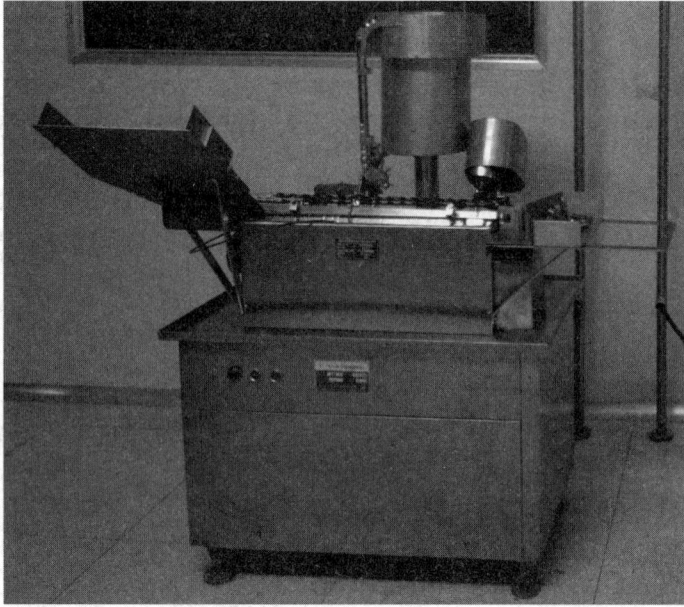

图13-1　口服液灌封机

三、口服液灌封机操作

（一）开机前准备

1. **检查**　检查设备清洁是否符合生产要求，是否有清场合格证。

2. **灌装机**　①空车操作，先不通电，用手轮摇试，检查是否有异常现象。②计量泵按编号依次装配，固定好顶端、底部螺钉，连接管道。

3. **旋盖机**　将盖子放入振荡料斗。

（二）开机操作

1. 接通电源，指示灯亮。

2. 将各计量泵及管路中的空气排尽。

3. 将料斗上装满瓶子，按下输瓶按钮，再打开进液阀让储液槽装满药液。

4. 按下开机按钮，调整速度，使灌装速度、下盖速度和输瓶速度一致。

5. 灌装过程中注意进行装量检查。

6. 旋开理盖振荡按钮，慢慢加大振荡强度，使盖子理好进入输盖轨道。

7. 调整速度，使灌装速度、下盖速度和输瓶速度一致。

8. 点击旋盖机的"ON"按钮，开始轧盖。

9. 依次关闭灌装机、旋盖机各开关，最后关闭总电源。按清洁操作规程对设备进行清洁，填写《实验仪器使用登记册》。

（三）操作注意事项

1. 装量调试：调节计量泵的行程，准确计量。

2. 输瓶速度、灌装速度、理盖速度、旋盖速度要保持一致，调速须在运转时进行。

3. 压力调试：调节水、气喷射压力和旋盖机的压力至规定值。

四、口服液灌封机维护与保养

1. 检查电机是否运行正常，如有异常要及时检修。

2. 每月对气动元件如气缸、电磁阀等进行检查。

3. 凡有加油孔的位置，应定期加适量润滑油，并注意蜗轮蜗杆减速器和动力箱的润滑情况，如发现油量不足应及时添加。

4. 易损件磨损后，应及时更换。

五、常见故障及排除方法

表13-1　口服液灌封机常见故障及排除方法

故障现象	产生原因	排除方法
卡瓶挤瓶	1. 绞龙、拨轮松动引起错位 2. 输送轨道过窄	1. 校对孔位将其紧定 2. 调整轨道
计量不精确	1. 管路连接处有泄漏 2. 计量泵阀密封性差	1. 排除泄漏问题 2. 更换计量泵或阀
输盖不畅通	盖子外径呈椭圆	筛选出不合格盖子
盖子没盖上瓶口	瓶子高、矮相差太大或瓶口大小不一	筛选出不合格的瓶子
瓶盖压不紧	1. 压盖弹力不够 2. 轧刀向心轧力不够	1. 调整螺母向下旋 2. 调整轧刀螺母使之向心方向移动

【工序操作考核】

表13-2　口服液灌封操作考核标准

项目	技能要求	考核得分			
		分值	自评	组评	教师评价
零部件辨认	能正确辨认口服液灌封机各零部件名称	10			
生产前准备	1. 按要求更衣 2. 核对本次生产品种的品名、批号、规格、数量，检查所用物料是否符合要求	20			

项目	技能要求	考核得分			
		分值	自评	组评	教师评价
生产前准备	3. 正确检查灌装机、旋盖机的设备状态标志是否完好及其气、水、电路是否连接完好 4. 按规定程序对设备进行润滑、消毒	20			
生产过程	1. 开机试机 2. 试灌封一定数量产品，成功率95%~100% 3. 关机	40			
生产结束清场	1. 清理余料和产品 2. 按清场程序和设备清洁规程清理工作现场 3. 如实填写各种生产记录，适时填写、悬挂、更换状态标志	10			
安全	听从教师指挥、安排	10			
其他	正确回答口服液灌封生产中常见的问题	10			
合计		100			

| 第四部分 |

其他剂型制剂设备使用与维护

实训十四　软膏剂生产设备

任务14-1　配制设备

【实训目的】

1. 掌握多真空乳匀机的正确操作及维护保养方法。
2. 熟悉软膏剂任务配制设备。

【设备、材料和工具】

真空乳匀机；基质；维修工具箱。

【实训内容】

一、设备概述

按照软膏的基本要求，药物在基质中的分布必须足够均匀、细腻，以保证药物剂量准确，疗效持久、稳定，这就对乳膏剂的配制设备提出了很高的要求。根据软膏剂的配制方法不同，所使用的生产设备也不同。

研合法常用的生产设备有单辊研磨机或三辊研磨机等设备。

熔合法常用的生产设备有配料锅等设备。

乳化法常用生产设备有胶体磨、真空均质制膏机及真空均质乳化设备等设备。

二、真空乳匀机结构与工作原理

真空乳匀机主要由主机和辅机组成。主机包括主机架、油水锅、均质搅拌锅、均质搅拌机构、升降旋转倾倒机构、真空系统、电控系统等。真空乳匀机如图14-1所示。

物料在均质锅内通过锅内搅拌框上的聚四氟乙烯刮板（刮板始终迎合锅体内壁，扫净挂壁粘料），不断产生新界面，再经过框式搅拌器的剪切、压缩、折叠，使其搅

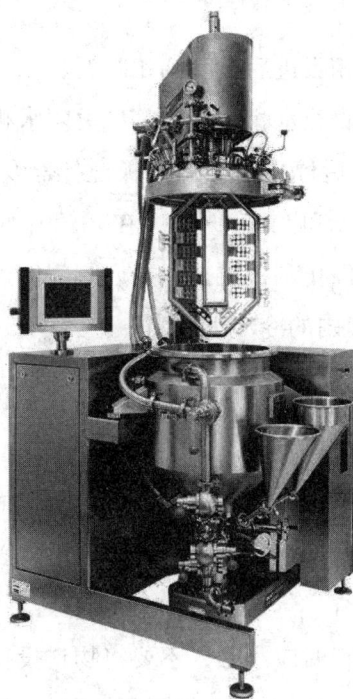

图14-1　真空乳匀机

拌、混合而向下流往锅体下方的均质器处，物料再经过高速旋转的转子与定子之间所产生的强力剪切、冲击、乱流等过程，在剪切缝中被切割，迅速碎成200nm~2μm的微粒。由于均质锅处于真空状态，物料在搅拌过程中产生的气泡被及时抽走。

三、真空乳匀机操作

（一）开机前准备

1. 检查设备的状态标志、设备使用基本情况以及进行开机前的准备。

2. 检查各开关、阀门是否处于原始位置。

3. 检查加热、搅拌、真空等装置是否正常，关闭底部出料口阀门，打开真空泵冷却水阀门。

4. 检查均质部分、搅拌浆、刮缸器等转动部位是否安全可靠、牢固。

5. 检查电源电压、仪表、指示等是否正常。

（二）开机操作

1. 将水相、油相物料分别投入水相锅和油相锅内，开始加热，待加热快完成时，开动搅拌器，使物料混合均匀。

2. 开动真空泵，待乳化锅内真空度达到-0.05MPa时开启水相阀，待水相吸进一半时关闭水相阀。

3．开启油相阀门，待油相吸进后关闭油相阀门。

4．再次开启水相阀门，直至水相完全吸完，关闭水相阀门，关闭真空泵。

5．开动乳化头一定时间后停止，开启刮板搅拌器及真空系统，当锅内真空度达 −0.05MPa 时，关闭真空系统，开启夹套阀门，在夹套内通冷却水冷却。

6．待乳剂制备完成后，停止刮板搅拌，开启阀门使锅内压力恢复正常，开启压缩空气排出物料，将乳化锅夹套内的冷却水放出。

7．操作完毕后，关闭电源，按清洁操作规程对设备进行清洁。

四、真空乳匀机维护与保养

1．乳化锅内没有物料时严禁开动乳化头，以免空转损坏。

2．经常检查液体过滤器滤网是否完好并经常清洗，以免杂质进入乳化锅内，确保乳化头正常运行。

3．往水相锅和油相锅投料时应小心，不要将物料投在搅拌轴或桨叶上。

4．经常检查搅拌桨、刮板器、均质过滤部件情况，如有松动应及时紧固，损坏应及时更换。

5．经常检查加热管、温度表是否良好并紧固接线端子。

6．经常检查水路、油路是否有渗漏现象，必要时紧固。

7．定期检查电机和减速电机并添加减速油。

8．整理线路和电控制箱，并对其进行清洁保养，检查电箱内各电器元件。

9．定期测试线路和电机对地相间的绝缘情况。

10．定期添加润滑油和导热油。

五、常见故障及排除方法

真空乳匀机常见故障及排除方法，见表 14−1。

表 14−1　真空乳匀机常见故障及排除方法

故障现象	产生原因	排除方法
真空度不能建立	1．阀门未关闭，锅盖抽真空阀未打开	1．关闭各个阀门
	2．密封圈已损坏造成泄漏	2．更换密封圈
	3．真空泵未正常运转	3．检修真空泵
泵不能产生真空	1．无工作液	1．检查工作液
	2．系统泄漏严重	2．修复泄漏处
	3．旋转方向错	3．更换两根导线改变旋转方向

续表

故障现象	产生原因	排除方法
均质、搅拌电机不启动或电机过载	1. 电源线断 2. 电机轴承故障 3. 均质转子烧结 4. 有异物卡住均质头或搅拌器 5. 绕组短路 6. 均质转子滑动轴承损坏	1. 检查接线 2. 更换电机轴承 3. 检查均质转子转动是否灵活 4. 清除异物 5. 检查电机绕组（线圈） 6. 更换滑动轴承
刮板运转时不刮壁或运转时有金属声响	1. 搅拌桨偏心较严重 2. 刮板座转动不灵活，卡在不合适位置 3. 刮板磨损	1. 调整搅拌桨的位置 2. 去除刮板座中污物，更换销轴 3. 更换刮板
真空泵中工作液进入净化器及锅内	关闭真空泵时真空泵上真空阀未关闭	关闭真空泵时先关闭真空泵上真空阀

【工序操作考核】

软膏剂配制工序操作考核标准，见表14-2。

表14-2 软膏剂配制工序操作考核标准

项目	技能要求	分值	自评	组评	教师评价
设备结构辨认	能正确辨认真空乳匀机主要部件名称	15			
生产前检查	环境、温度、相对湿度、储存间、操作间设备状态标志	5			
生产操作	能规范操作真空乳匀机	25			
质量控制	生产出合格的软膏	15			
记录与状态标志	1. 生产记录完整、适时填写 2. 适时填写、悬挂、更换状态标志	10			
清场	1. 清理产品：交中间站 2. 清洁生产设备：顺序正确，洁净度达到要求 3. 清洁工具和容器 4. 清洁场地，填写记录	10			
安全	听从教师指挥、安排	10			
其他	正确回答软膏剂配制中常见问题的原因及解决办法	10			
合计		100			

任务14-2　软膏灌装设备

【实训目的】

掌握软膏灌装设备分类；软膏自动灌装机的正确操作及维护保养方法。

【设备、材料和工具】

自动软管灌装封尾机；软膏、软膏管；维修工具箱。

【实训内容】

一、设备概述

软膏灌装机有多种分类方法：①按自动化程度分为手工灌装机、半自动灌装机和自动灌装机；②按膏体定量装置可分为活塞式和旋转泵式容积定量灌装机；③按膏体开关装置可分为旋塞式和阀门式灌装机；④按软膏操作工位可分为直线式和回转式灌装机；⑤按软管材质可分为金属管、塑料管和通用灌装机；⑥按灌装头数可分为单头、双头或多头灌装机。

二、软膏自动灌装机结构与工作原理

软膏自动灌装机根据其工作能力，分为上管机构、灌装机构、光电对位装置、封口机构和出管机构，各管座置于管链式传送机构的托环上（图14-2）。

1. 上管机构　上管机构由空管输送道、翻身器及管座组成。空管沿输送道的斜面向下滑，出口处被挡板挡住，由进管抬高凸轮带动升高杠杆，空管被杠杆上部的抬高头推动，越过挡板，进入翻身器。翻身器由进料凸轮控制，通过翻身器连杆和摆杆，推动翻身器翻转90°，空管以管尾朝上的方向滑入管座。空管滑入管座后高低不一致，中心不吻合。此时压管机构工作，将空管插紧到管座，每只管座上有几块夹片和夹紧弹簧圈，能将空管夹紧，固定在管座中心。

2. 灌装机构　灌装机构由升高头、释放环和控管装置、泵阀控制机构、活塞泵、吹气泵、料斗等部分组成。其工作原理如下：

（1）升高头　升高头两边嵌有永久磁铁，能够吸住管座。管座被升高头在灌装位置托起，空管管尾随即套入喷嘴，同时抬起释放环。

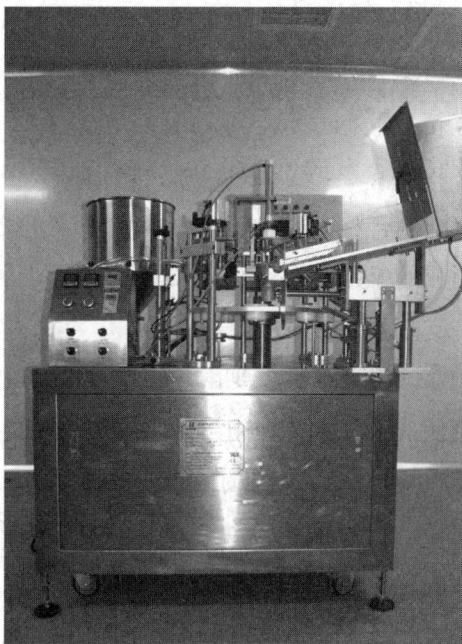

图14-2 软膏自动灌装封尾机

（2）释放环和探管装置 系防止没有管子时，膏体继续喷出、污染机器的装置。当有空管在管座上时，管子随管座升高，推高释放环约5mm，通过挂脚带动带孔轴，压下释放环制动杆，其上面的滚轮将滚轮轨压下，与制动杆勾住。这样制动杆就可带动泵的冲程臂动作，再由泵冲程连杆带动活塞向前运动，活塞在活塞缸内挤压软膏实现灌装。当管座上无空管时，尽管管座升高，但无法抬高释放环，释放环不动作，滚轮无法压下，滚轮轨无法与制动杆相勾。此时虽然制动杆随凸轮动作，但不能带动泵冲程臂动作，故不能实现灌装。

（3）泵阀控制机构 活塞泵一头连接料斗进膏体，另一头通向灌装喷嘴。当活塞冲至最深位置时，泵冲程臂上的螺钉把捕获器释放，捕获器的转动臂撑住套管，同时由于活塞转动凸轮，使回转凸轮工作，使套管上移，通过捕获器的转臂，带动齿条一起上升，从而转动泵阀，将料斗出口与泵缸连通。活塞后退时，膏体即从料斗吸入活塞泵内。随后，活塞再向前推进，套筒随凸轮下移，齿条也随之下移，泵阀又朝相反方向转动，与料斗连通阀口关闭，泵缸与喷嘴连通阀口打开，膏体即由泵内从喷嘴压入空管内。活塞每完成一次往复运动，泵阀控制机构也即完成一次开关顺序。

（4）活塞泵 灌装机通过活塞泵的往复运动，把膏体吸入泵内，压出后灌入空管内。可以通过活塞进程的微量调解，达到调节灌装量的目的。GZ型自动灌装机有两个活塞泵，可同时灌装两支软管。

（5）吹气泵　在泵体两侧装有两个小的活塞吹气泵。吹气泵的活塞杆可随泵阀回转而向上推动，当灌装结束，开始回吸，泵阀的转动齿上拨，推进吹气泵的杆上滚轮，吹气泵和喷嘴连通，吹气泵中压缩空气吹向喷嘴，将余料吹净。

（6）料斗　料斗贮存配制合格的膏体，安放在活塞泵上方，与活塞泵进料阀门相通。它是由不锈钢材料制成的锥形斗。膏体黏度大时，料斗外壁装有电加热、恒温控制装置，以保持膏体在一定黏度范围内，便于灌装。

3. 光电对位装置　光电对位装置主要由步进电机和光电管组成。软管被送到光电对位工位时，对光凸轮使提升杆向上抬起，带动提升套抬起，使管座离开托杯。再由对光中心锥凸轮工作，在光电管架上的圆锥中心头压紧软管。此时通过接近开关控制器，使步进电机由慢速转动变成快速转动，管子和管座随之旋转。当反射式光电开关识别到管子上预先印好的色标条纹后，步进电机随即制动，停止转动。再由对光升降凸轮的作用，提升套随之下降，管座落到原来的托杯中，完成对位工作。

4. 封口机构　在封口机架上配有三套平口刀站、两套折叠刀站、一套花纹刀站。封口机架除了支撑六套刀站外，还可根据软管不同长度调整整套刀架的上下位置。封口机构通过两对弧齿圆锥齿轮、一对正齿轮将主轴上动力传递到封口机构的控制轴上，依靠一对封尾共轭凸轮和杠杆把动作传送到封尾轴，在封尾轴上安装有各种刀站。刀站上每套刀架有两片刀，同时向管子中心压紧。

5. 出管机构　出管机构主要由出管顶杆、斜槽和输出输送带组成。封尾后的软管由凸轮带动出管顶杆从管座中心顶出并翻落到斜槽，向下滑入输出输送带，送到包装工序。出管顶杆的中心位置必须与管座的中心基本一致才能顺利出管。

三、软膏自动灌装机操作

（一）开机前准备

1. 检查各部件是否完好及牢固，电源电压是否正常，气源是否正常。

2. 检查管座链、杯座、凸轮、开关以及色标等传感器是否完好可靠。

3. 检查各机械部位连接、润滑是否良好，在传动部位导杆上涂抹适量润滑油，在油雾器中注入洁净透明油。

4. 检查上管工位、压管工位、对光工位、灌装工位、封尾工位是否协调一致。

5. 检查供料机组各部件是否完好及牢固。

6. 检查各控制开关是否处于原始位置，打开总电源开关，打开温控仪加热开关，设定温度。

（二）开机操作

1. 先打开主电源，按下各点动按钮，检查各工位是否正常工作（图14-3）。

2. 打开"加热开关"，预热几分钟。加热开关：控制内加热和外加热的启动；灌装开关：开始灌装。同时，在打开"加热开关"后，必须观察两个温控的数值，以保证实际温度达到设定温度。

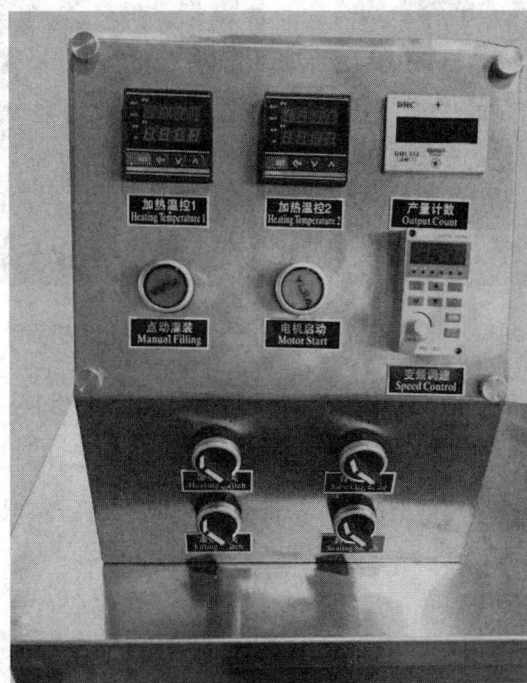

图14-3　软膏自动灌封机控制按钮

加热温控1：内加热温度；加热温控2：外加热温度。如图14-4。

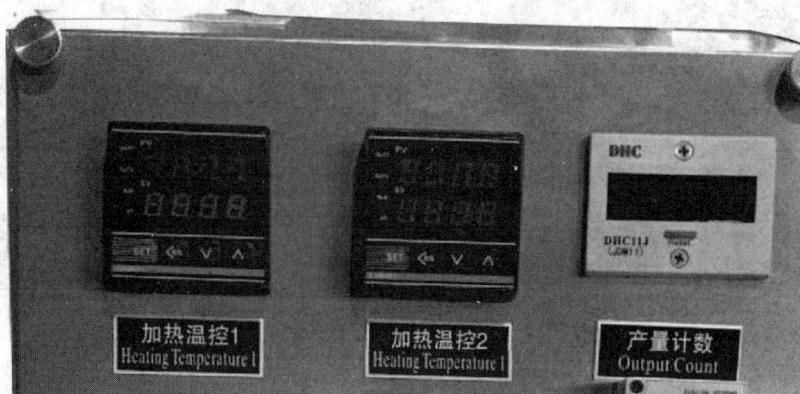

图14-4　加热温控按钮

3．当实际温度达到所设定的温度时，打开封口开关。在灌装之前，一定要先打开此开关（图14-5）。

4．打开"电机启动"，电机运转（图14-6）。

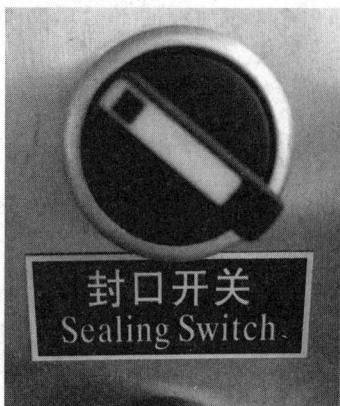

图14-5　封口开关按钮

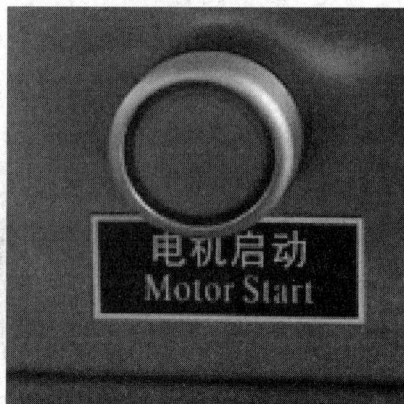

图14-6　电机启动按钮

5．预先设定好灌装速度。变频调速：控制灌装速度（图14-7）。

6．一切准备就绪，当需要灌装封尾时，将空管插入管座，按下"灌装开关"，机器开始运转，观察加热情况、切尾情况，根据封尾情况对转盘高度、切尾刀、加热温度在生产中进行微调。灌装开关：控制灌装封尾（图14-8）。

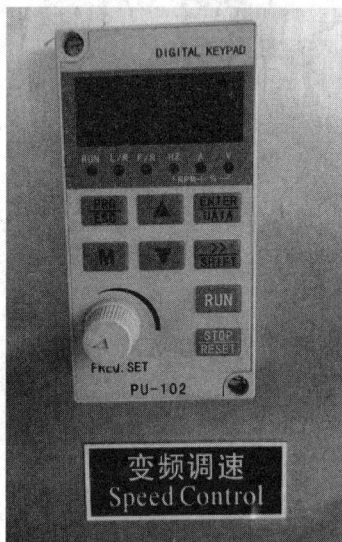

图14-7　变频调整按钮

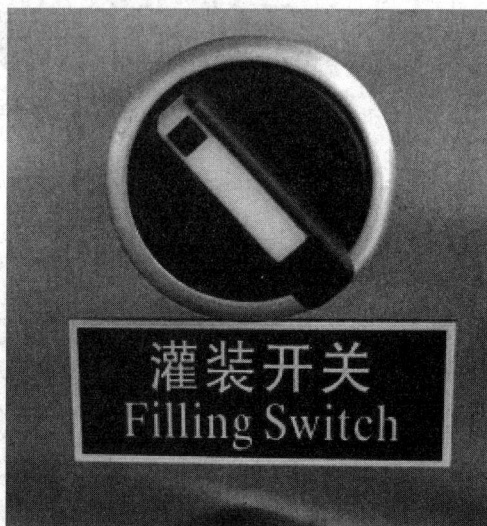

图14-8　灌装开关按钮

内热调节：控制到软管的吹气量。往左旋是大，往右旋是小（图14-9）。

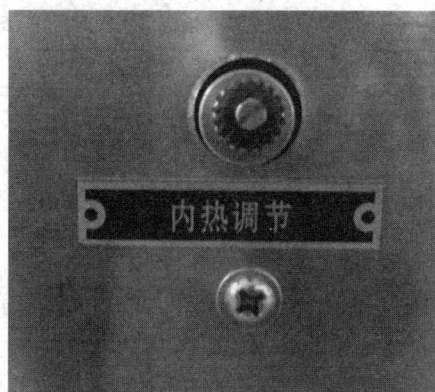

图 14-9 内热调节按钮

7. 灌封完毕，等到封尾头分开，当标杆在下面时，关闭"加热开关"；关闭变频调速：先调节速度至0，然后按下"停止"按钮；按下"电源关闭"，最后关闭主电源。

8. 按清洁操作规程对设备进行清洁，填写《实验仪器使用登记册》。

四、软膏自动灌装机维护与保养

1. 料阀的锥形阀体是精密部件，一旦拆下再装上，必须重新检查其密封度。

2. 料缸底部的计量电机导杆应经常涂抹润滑油，以保证灵活；料缸气缸下部的螺杆应涂抹足量的润滑油，起润滑和密封作用。

3. 所有其他的润滑部件均应充满足够的润滑油（脂），以防机件磨损。

4. 每次开机生产前必须对油雾器添加机油。

5. 每次生产结束关机后放掉减压阀的积水。

6. 将灌装机的内外清洗干净，严禁用高于45℃热水清洗，以免损坏密封圈。

7. 定期紧固各连接部位，并检查感应器灵敏度。

8. 检查电控线路和各传感器连接情况，并对其紧固。

9. 检查测试电机、加热系统、PLC、变频器是否正常，并进行清洁测试，检查各系统参数是否正常。

10. 检查气动和传动机构是否良好，并做好调整和加换润滑油。

五、常见故障及排除方法

自动灌装机常见故障及排除方法，见表14-3。

表14-3 自动灌装机常见故障及排除方法

故障现象	产生原因	排除方法
电机不启动	1. 电源切断 2. 电机轴承故障 3. 电机转子烧结	1. 检查接线 2. 更换电机轴承 3. 检查电机转子转动是否灵活，是否有异物卡住
计量不准确，时多时少	1. 吸料阀的弹簧变形或损坏 2. 出料阀的弹簧变形或损坏 3. 管道接头松动导致漏气 4. 有异物卡住吸料阀和出料阀，使其不能闭紧或打开 5. 活塞密封圈损坏	1. 更换弹簧 2. 更换弹簧 3. 检查并拧紧各管道接头 4. 清除异物 5. 更换活塞密封圈
计量不准确，越来越多	开始灌装时，由于计量泵内空气逐渐排出而引起	灌装至一定数量后就会稳定，然后调整计量
计量不准确，越来越少	物料太稠、有气泡，或灌装量太小导致吸料时吸进空气而产生	物料除气，脱泡
灌装时不出料	1. 吸料阀或出料阀卡死 2. 吸料阀或出料阀的阀芯装反	1. 用物体伸入料斗顶吸料阀阀芯，使其活动 2. 按操作规程重装阀芯
灌装完后还漏出少许料	凸轮与计量板的相对位置挪位	调节灌注停止位
出料不断（拉丝）	1. 灌嘴形式或尺寸不适合被灌注料 2. 出料阀吸料太慢 3. 灌注速度太慢	1. 更换灌嘴形式或改变尺寸 2. 使阀灵活，增加弹簧力 3. 提高灌注速度

【工序操作考核】

软膏剂灌装工序操作考核标准，见表14-4。

表14-4 软膏剂灌装工序操作考核标准

项目	技能要求	考核得分			
		分值	自评	组评	教师评价
设备结构辨认	能正确辨认软膏自动灌装机主要部件名称	15			
生产前检查	环境、温度、相对湿度、储存间、操作间设备状态标志	5			
生产操作	能规范操作软膏自动灌装机	25			
质量控制	调整装量，灌装出合格的软膏	15			
记录与状态标志	1. 生产记录完整、适时填写 2. 适时填写、悬挂、更换状态标志	10			

项目	技能要求	考核得分			
		分值	自评	组评	教师评价
清场	1. 清理产品：交中间站	10			
	2. 清洁生产设备：顺序正确，洁净度达到要求				
	3. 清洁工具和容器				
	4. 清洁场地，填写记录				
安全	听从教师指挥、安排	10			
其他	正确回答软膏灌装中常见问题的原因及解决办法	10			
合计		100			

实训十五　栓剂生产设备

【实训目的】

1. 掌握自动栓剂灌封机组的正确操作及维护保养方法。
2. 熟悉栓剂生产设备。

【设备、材料和工具】

自动栓剂灌封机组；基质；维修工具箱。

【实训内容】

一、设备概述

栓剂的制法有热熔法（即模制成形法）、冷压法（即挤压成形法）和搓捏法，其中热熔法应用最广泛，生产工序包括配料、灌装、冷却、封口、打码和剪切等，常用设备有半自动栓剂灌封机组和全自动栓剂灌封机组。

二、设备结构与工作原理

（一）配料设备

栓剂高效均质机是栓剂药品灌装前的主要混合设备，主要用于药物与基质按比例混合后搅拌、均质、乳化。该设备主要由夹层保温罐、罐外强制循环泵、搅拌均质机构、电气控制系统等组成。

工作时，基质与药物在夹层保温罐内，经夹层蒸气加热熔化，通过高速旋转的特殊装置，将药物与基质从容器底部连续吸入转子区，在强烈的剪切力作用下，物料从定子孔中抛出，与容器内壁接触改变方向落下，同时新的物料被吸进转子区，开始新的工作循环，经过不断的均质和循环作用，药物与基质混合均匀。

该配料设备结构简单，适用于不同物料混合，药物与基质混合充分，栓液均匀，栓剂成形后不分层，灌注时不产生气泡和药物分离，是配料罐的替代产品。

（二）全自动栓剂灌封机组

HY型全自动栓剂灌封机组主要由栓壳成型工位、栓液灌装工位、栓剂冷却工位、栓剂封切工位组成。卷装PVC/PE膜通过加热成型机构形成各种栓壳，经过虚线切割和底边修整，在灌装机构中向腔壳内注入物料，然后进入冷却隧道（由冷水机组供冷），使物料凝固，固化后的栓剂条带经过平整、封尾、打批号等工序，最后分切成设定的栓剂产品（图15-1）。

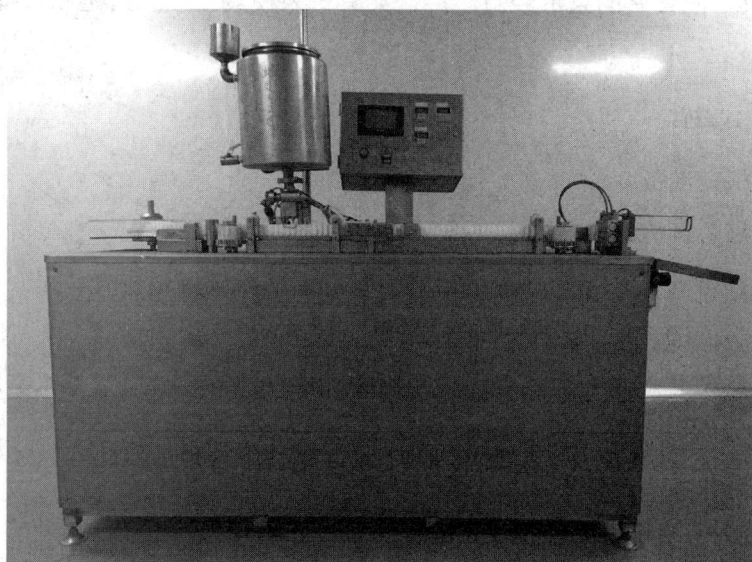

图15-1　自动栓剂灌封机

1. **栓壳成型工位**　该工位包括放膜盘、传送夹具、成型、修整底边、虚线切割等结构。工作时，复合膜经夹持机构进入成型区，经预热、加热模具→成型模具→吹气模具→吹膜成型，即将膜料从放膜盘经导向轮、传送夹具送入成型工位，该工位预热、加热模具使膜材受热软化提高其塑性，成型模具上装有与之相对应的吹气模具，吹气模具与成型模具对接时，压缩空气将膜材吹向成型模具的凹槽底产生塑性形变并正压成型，完成膜料的制壳；膜料由切刀进行修整底边、虚线切割，使得其具有统一的底形且利于分成单粒。

2. **栓液灌装工位**　该工位由灌装泵、物料桶、物料循环泵和分段切刀结构组成。灌装泵体有若干个柱塞泵，通过顶部的手柄调节来控制灌装量，泵体下部的注入器2头灌装，对栓液进行一次性埋入式灌装，灌装精度±2%；物料桶内加入物料，料桶装有电加热保温系统，顶端配有搅拌电机以使药物处于均匀状态，料桶中的药物经高精度灌装泵进入灌装头，一次灌装剩余药物通过另一端循环至原料桶再做下次灌装；分段切割刀按设定把灌装后的栓带分切送入冷却工位。

3. 栓剂冷却工位 该工位冷却箱里由两组冷却隧道和冷风机组成，完成固化工序。经分段的条带进入冷却隧道进行逐级冷却，由冷水机供应冷水作为冷源，冷却风经冷却风扇均匀分散，通过冷却箱中的四个冷凝器对冷却架上的栓剂进行冷却，温度控制在8~16℃，循环器的交替往复运动将栓剂冷却并送至封尾工位。

4. 栓剂封切工位 该工位原理、结构和铝塑泡罩类似，包括预热模具、封口模具和打码模具。固化后的条带经封尾传送夹具进入模具预热、封尾和打批号，然后修整顶边。

三、设备操作

（一）开机前准备

1. 检查是否有清场合格证，并确定是否在有效期内。

2. 检查设备的卫生条件是否达到生产要求，检查设备是否有"完好"标牌、"已清洁"标牌，检查机器表面有无异常物品。

3. 按药品包装规格安装成型模具和相应部件，检查模具质量是否有缺边、裂缝、变形等情况，更换批号、生产日期等钢字。

4. 检查并接通电源、水源、冷源、气源，准备所需原料。

5. 检查测试机器上的所有开关、按钮和温控器是否正常。

（二）开机操作

1. 在停机状态下上PVC膜卷，物料桶进料，最高料位应低于桶边10cm左右。

2. 气压调节至压力表显示0.6~0.7MPa。

3. 打开触摸屏上的手动运行窗口，点击"参数操作"界面，按照产品工艺进行性能参数设定、成型参数设定和封尾参数设定。

4. 在启动机器前，对所有单元进行一系列的观察和调置，包括调整成型模具、编码模具等模具的位置；调整加温模块的位置或数量；设置各温控器上的温度等。

5. 点击"成型操作界面""冷却操作界面""封尾操作界面""功能选择操作界面"，依次运行成型、灌装、冷却和封切工位，对调设的位置偏差进一步微调，直到正常运行为止；在开机前检查冷却水位，再开冷水机；然后再对机器上的模具等需加热部件进行升温，待加热温度上升到工作所需温度，将预先配好的栓液倒入物料桶（料桶温度上升到预设温度，且打开搅拌、回料及循环泵），打开灌装泵实施栓液灌装生产。

6. 生产结束，先关闭成型、灌装工位，排空冷却隧道内的栓剂条带，将冷却隧道内的栓剂条带持续封尾、剪切至清空，关闭冷却、封切工位以结束生产。

7. 按清洁操作规程对设备进行清洁，填写《实验仪器使用登记册》。

（三）操作注意事项

1. 机器各工位复位于初始位置，是机器启动的必需条件；在手动操作或非手动方式对成型模具的操作后机器需要复位。

2. 当机器出现故障停机，或按紧急停车钮停机检修时，必须关闭电源总开关，并将所有开关复位，故障排除后，应按以上程序重新启动。

3. 紧急开关位于两控制面板上，一旦关闭此开关，气、电全部切断，在电、气危急状态或应急操作情况下需按下此开关。

4. 每个温控器控制一个温度报警峰值（按生产需要设定），若超出其值，显示器上的温度报警灯亮，机器停机。

5. 在运行中出现断膜即换膜时，触摸屏上会出现断膜报警，接好膜后在自动状态下选择"自动"界面，下按"接膜"恢复正常运行。

6. 在温度没有达到工艺要求时，栓壳泡腔不理想，可以先关掉灌装头，待正常时再打开。

四、设备维护与保养

1. 润滑周期：每周一次向气压装置三联机件上的油杯内加注防锈润滑油；每月一次润滑机械部件，用润滑油润滑活塞、导杆，用润滑脂润滑轴承、齿轮、齿条等各机械运动部件的摩擦部位，以确保正常运转。

2. 每日一次清洗物料桶、循环泵、灌装计量泵和循环管道，使用热水与混合清洗剂或消毒肥皂水的稀释液作清洗液。

3. 每周一次排除气压系统中残留的水分。空气中的水汽也会凝结成水分，因此气压源装置底孔应经常放水，以防止水分对活塞造成危害。

4. 每周一次清洗气压过滤器系统。气压系统有三个过滤器，其中一个过滤水分，另外两个过滤空气中的尘埃和来自三联杯里的油渣等。定期拆下其零件，用热水或清洗剂加以清洗，再用压缩空气吹净。

5. 每周一次清理光电和光纤的传感面，检查这些部件，用软质干燥和吸水性好的抹布擦拭。

6. 消音器每三个月更换一次，消音器安装在各处电磁阀的底座上，如要安装集中排气过滤器，则需每个月更换一次。

7. 随时检查，必要时更换损坏或磨损超限的零件和易损件，确保机器正常运转。

五、常见故障及排除方法

全自动栓剂灌封机组常见故障及排除方法，见表15-1。

表15-1　全自动栓剂灌封机组常见故障及排除方法

故障现象	产生原因	排除方法
机器无法启动	机器连接不恰当；电、气连接不正确；电控箱内保险丝不完整；急停开关未旋开；显示器出现异常信息	重新连接机器；重新连接电、气；更换保险丝；旋开急停开关；检查控制器
机器无法启动自动模式	机器未复位；急停开关未旋开；保险丝不完整；显示器出现异常信息；有传感器信号不正确；未关闭手动	机器复位；旋开急停开关；更换保险丝；检查控制器；关闭手动
机器无法复位	动力控制异常	检查传感器读数是否正确；按急停开关并重新操作
模具无法加热	温控器设置不正确；加温器接触不良；电热丝断裂；加温器短路	重新设置温控器；检查加温器电路
产品在冷却隧道内未凝固	箱体密封不好；冷却风扇工作不正常；冷水机连接不正确	修复箱体泄漏处；检查冷却风扇工作情况；重新连接冷水机
显示器无法通讯阅读	通讯器与动力控制连接不正确	检查控制系统；重启设备
机器速度变慢	气压异常；气动管道堵塞；活塞密封圈破损	检查气压；疏通管道；更换活塞密封圈
按下复位按钮，气压不复位	安全开关电路断路	检查电路

【工序操作考核】

栓剂灌封工序操作考核标准，见表15-2。

表15-2　栓剂灌封工序操作考核标准

项目	技能要求	考核得分			
		分值	自评	组评	教师评价
零部件辨认	能正确辨认全自动栓剂灌封机组零部件名称	10			
生产前检查	环境、温度、相对湿度、储存间、操作间设备状态标志，设备运行前检查	10			
生产操作	1. 接通电源，空机试运行 2. 生产过程设备操作	15			
质量控制	栓剂合格率95%~100%	15			

项目	技能要求	考核得分			
		分值	自评	组评	教师评价
记录与状态标志	1. 生产记录完整、适时填写	20			
	2. 适时填写、悬挂、更换状态标志				
清场	1. 清理产品：交中间站	10			
	2. 清洁生产设备：顺序正确，洁净度达到要求				
	3. 清洁工具和容器				
	4. 清洁场地，填写记录				
安全	听从教师指挥、安排	10			
其他	正确回答栓剂灌封中常见的问题	10			
合计		100			

实训十六　膜剂生产设备

【实训目的】

1. 掌握连续式涂布制膜机的正确操作及维护保养方法。
2. 熟悉混合设备。

【设备、材料和工具】

连续式涂布制膜机；明胶、甘油、纯化水；维修工具箱。

【实训内容】

一、设备概述

制膜是膜剂生产的关键单元操作，其常见制备方法为匀浆制膜法、热塑制膜法和复合制膜法等三种。匀浆制膜法常用的设备为涂膜机，小型设备没有干燥功能，大型设备有干燥、切割等功能，常见的有小型涂膜机、旋转式涂膜机、提拉式涂膜机、恒温提拉涂膜机、浸渍提拉镀膜机、药膜涂膜干燥机和连续式涂布制膜机。热塑制膜法常用的设备为热塑压延制膜机，常见的有二辊压延机、三辊压延机、四辊压延机和五辊压延机等。复合制膜法所使用的设备则需要对涂膜机作特殊改进。

二、连续式涂布制膜机结构与工作原理

1. **主要结构**　设备由安装板、顶盖、载体膜、硅化膜材、覆膜、卷筒、卷轴、涂布刀、压辊、卷轴制动、风扇等设备组成（图16-1）。

2. **工作原理**　将混合液加入到成膜材料制成的黏稠液体中，放入储液桶，通过真空搅拌器、消泡剂、过滤网等除去气泡，泵循环至涂布刀，用涂布刀进行涂布、烘干制成膜剂。

三、连续式涂布制膜机操作

1. 检查设备的状态标志、设备各类装置和仪表是否正常。

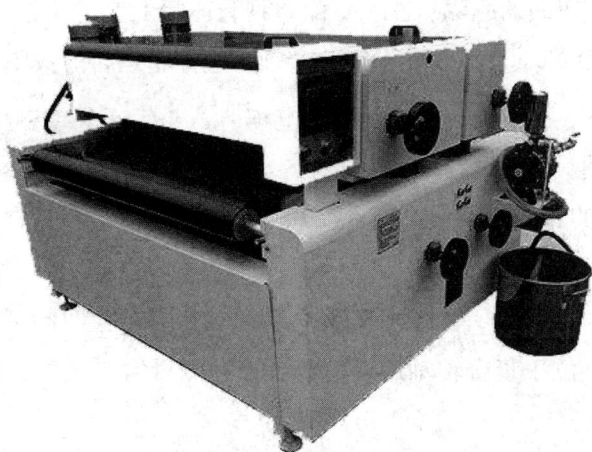

图16-1 连续式涂布制膜机

2. 烘干箱排风口位于机器的顶端，通过一节不锈钢烟囱接至室外或安装抽风罩。

3. 机器应放稳调好，否则不能保证涂布精度。

（二）开机操作

1. 安装膜材时，将载体膜卷置于载体膜卷轴上，经过涂布辊轴、第一烘干箱加热板、第二烘干箱加热板、复合辊轴后缠绕于收卷轴；另取覆膜卷置于覆膜卷轴上，经过复合辊轴后与载体膜一并缠绕于收卷轴。确保涂布刀和涂布辊轴之间、复合压辊与复合辊轴之前缝隙至少有2mm。

2. 安装涂布刀时，将管材接口上缠2~3层生胶带后，拧入涂布刀，然后将涂布刀放在支架上，再用两个特殊的螺母将涂布刀固定好。连接泵和涂布刀，以及泵和胶液容器。

3. 调整涂布刀缝隙时，剪一块干净的三角形75μm厚载体膜充当"测试膜"。将"测试膜"插入到涂布刀和涂布辊轴之间的缝隙处，旋转左右螺丝，并不断左右滑动"测试膜"，当"测试膜"刚刚不能自由滑动时，表示此时的缝隙正好是75μm。仔细调整左右螺丝，使载体膜和涂布刀之间所有缝隙都是75μm。记录此时螺丝上的读数，以后再调整螺丝时一定不要小于这个读数。将涂布刀向回调整到需要的位置（根据所需的干胶厚度和胶液内溶剂含量计算得出）。

4. 启动加热烘干箱，加热板的温度由温度控制器控制，控制器根据粘贴在加热膜内的温度探头读出当前温度，再依照设置温度对加热膜进行控制。

5. 启动收卷轴马达使载体膜/覆膜先运行，启动泵开关，泵则开始向涂布刀泵输胶液。胶液先填充连接泵和涂布刀的软管，然后开始填充涂布刀。当涂布刀部分填充后，胶液就会从涂布刀前面的缝隙从左到右涂布到载体膜上。

6. 生产结束后，关掉烘干箱，使泵和收卷轴马达停止运行。关闭电源，按清洁操作规程对设备进行清洁，填写《实验仪器使用登记册》。

（三）操作注意事项

1. 从储胶桶到泵的管材必须要用纤维加强的PVC（聚氯乙烯）管，泵的输出端可采用普通的硅胶管。

2. 收卷轴是驱动轴，负责牵引载体膜和覆膜通过机器。实时的牵引速度是由一个编码器测量的，编码器位于复合辊轴后面。为了正确测量实时速度，将复合压辊正确压在复合辊轴上，防止打滑。

3. 安装好膜材后，将它们同时用胶带黏在卷筒上，然后压紧复合压辊。启动机器几分钟，让膜材在卷筒上缠绕2~3圈。

4. 安装前检查涂布刀是否干净，安装时切不可强用力或使用坚硬工具，以防损坏刀表面，进而影响涂布精度。

5. 储胶桶盖子上应该打两个洞，用于出胶和胶的回流。涂布过程中还需要不停搅拌胶液，以保证胶液的温度合适。涂布过程中要保证盖子密封良好，以免胶液中溶剂挥发外泄。

6. 在胶液没进入到泵内时，运行时间最好不要超过30秒，应停大约10秒，然后再泵，循环往复，直至泵进泵内。

7. 膜胶液在涂布时必须不断搅拌，加热到合适温度（大约45℃）。储胶桶要放置在恒温器中，加装一个慢速搅拌器。如果胶液中有明显的气泡，则需要一个真空搅拌器，并且在吸胶管入口处加滤网。

8. 过快的烘干过程（温度太高）会出现小坑和气泡。这些气泡通常在烘干箱内产生，而进入烘干箱之前并不存在。这时，应该降低烘干温度，同时降低涂布速度，保证烘干效果。第二块加热板温度可以适当设定的高一些，以提高涂布速度：一般为5~10℃。

9. 涂布时供胶的理想情况是，出口管子内胶液液面稳定在大约50mm处，涂布过程中液面既不上升也不下降。这个状态可以通过精心调节电位器实现。如果液面不断缓慢上升，可以将出口管子插到储胶桶里面，形成胶液循环。

四、连续式涂布制膜机维护与保养

1. 经常检查胶液过滤器滤网是否完好并经常清洗。

2. 经常检查涂布刀、压辊、排风扇情况，如有松动应及时紧固，损坏应及时更换。

3. 应经常检查加热管、温度表是否良好并紧固接线端子。

4. 在乙酸乙酯池中拆分涂布刀，清洗擦净各个部分。

5. 用一块浸湿乙酸乙酯的布擦洗各个辊轴。

6. 用乙酸乙酯擦洗烘干箱内的加热板，注意不要用乙酸乙酯擦洗加热膜。

7. 定期测试线路和电机对地相间的绝缘情况。

8. 保持设备干燥、润滑，防止生锈。

五、常见故障及排除方法

连续式涂布制膜机常见故障及处理方法，见表16-1。

表16-1　连续式涂布制膜机常见故障及处理方法

故障现象	产生原因	排除方法
涂布时有气泡	1. 泄漏，密封不好 2. 速度过快 3. 膜厚度过大	1. 检查胶液，检查管道有无泄漏，特别是在各个管口接口处 2. 降低干燥温度和涂布速度 3. 降低涂布厚度
涂布时出现团块	不均匀，有团块	涂布时搅拌胶液，增加过滤设施
胶液流出涂布刀	供量过大	立即改变泵方向，泵出胶液，提高涂布速度
胶液黏在涂布刀表面	胶液供量过大，泵速过快	立即降低泵速，停止涂布，清洗涂布刀
涂布越来越宽	泵速与涂布速度不匹配	降低泵速，或提高涂布速度
涂布越来越窄	泵速与涂布速度不匹配	提高泵速，或降低涂布速度
烘干时出现白色条纹或区块	烘干温度过高，或者因为胶液内物质的聚集作用	降低烘干温度，或解聚集
烘干时出现小坑（破裂的气泡）	烘干温度过高	降低烘干温度
涂布时不断出现团块	1. 胶液分层 2. 胶液容器底部有沉淀物	1. 涂布这类胶液要不停搅拌，必要时要放到真空环境搅拌 2. 吸胶管不要放到容器底部
涂布速度不稳定	1. 收卷轴松动 2. 载体膜和复合辊之间滑动	1. 上紧收卷轴 2. 增加压辊压强
载体膜张力不够	1. 载体膜卷轴制动力不够 2. 收卷轴马达和收卷轴之间的耦合器松动	1. 上紧制动轴 2. 上紧耦合器
收卷中起皱	载体膜卷筒和收卷筒距离机器墙体的距离不一致	调节距离一致

【工序操作考核】

膜剂制备工序操作考核标准，见表16-2。

表16-2　膜剂制备工序操作考核标准

项目	技能要求	分值	考核得分		
			自评	组评	教师评价
零部件辨认	能正确辨认连续式涂布制膜机零部件名称	10			
生产前检查	环境、温度、相对湿度、储存间、操作间设备状态标志、设备运行前检查	10			
生产操作	1. 接通电源，空机试运行 2. 生产过程设备操作	15			
质量控制	膜剂合格率95%~100%	15			
记录与状态标志	1. 生产记录完整、适时填写 2. 适时填写、悬挂、更换状态标志	20			
清场	1. 清理产品：交中间站 2. 清洁生产设备：顺序正确，洁净度达到要求 3. 清洁工具和容器 4. 清洁场地，填写记录	10			
安全	听从教师指挥、安排	10			
其他	正确回答涂膜中常见的问题	10			
合计		100			

实训十七　气雾剂灌装生产设备

【实训目的】

1. 掌握气雾剂灌装生产线的正确操作及维护保养方法。
2. 熟悉气雾剂生产设备。

【设备、材料和工具】

气雾剂灌装生产线；中药粉末、淀粉；维修工具箱。

【实训内容】

一、设备概述

1. 气雾剂灌装生产线是将气雾剂的定量灌装、阀门安装并封口、抛射剂加压灌入等依序完成的设备。主要用于压灌法生产气雾剂。

2. 其他气雾剂灌装生产设备主要有多功能封口灌装机和双室式气雾剂封口灌装机。

二、设备结构与工作原理

气雾剂灌装生产线由定量灌装机、阀门封口机、定量抛射剂灌气机以及增压泵等组成。如图17-1所示。

1. **定量灌装机**　气雾剂的灌装与口服液或糖浆的灌装原理是相同的，但是由于气雾剂在生产过程中会灌装易燃易爆的抛射剂，因此灌装机的传动结构会有所不同。为了防火防爆，产品定量灌装机采用了全气压传动的机械结构模式，可以杜绝因用电时产生电火花的不安全因素。

定量灌装机主要由灌液计量缸、灌液头、台面、机架及气动元件组成。灌液计量缸固定在灌装台面上靠后的位置，灌液头安装在升降立柱的台板上，根据气雾剂罐的高度不同可上下调节。

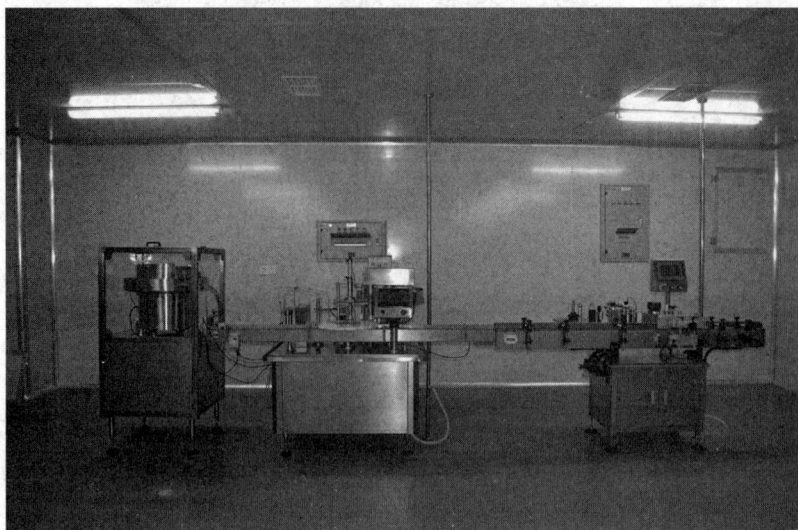

图 17-1　气雾剂灌装机

　　工作时通过脚踏阀使灌液计量缸的双气控换向阀换向，灌液头的阀门会在小气缸的作用下打开。同时灌液计量缸的动力气缸上腔进气、下腔排气，动力气缸活塞推动液缸活塞下压，灌液头将液缸内的液体灌入气雾剂罐里。动力气缸活塞下压的同时会触发信号阀，信号阀输出气压产生作用力使液体计量缸的双气控换向阀换向另一侧，此时灌液头小气缸和动力气缸进、出气方向逆转，从而使灌液头阀门关闭，同时计量器复位，并从容器中吸入等量的液体，等待下次灌装。通过旋转计量缸顶部的调节旋柄可调节计量器气缸定位活塞的高度，从而通过改变计量器活塞的行程距离长短来改变灌装的剂量多少。

　　定量灌装机适用于灌装流动性能较好、黏度中等的液体或乳剂、混悬液。生产能力较小，效率低，主要用于小批量生产或实验性生产。

　　2. 阀门封口机　阀门封口机主要由单气控换向阀、双气控换向阀、压罐气缸、支架、直动阀等组成，工作系统以及控制系统全部采用气压传动。该设备还可以对封口头的扩张量及高低位置进行调整，能保证获得最佳的封口直径和封口深度。

　　工作时，先打开压缩空气进气管，将气源二联件的压缩空气工作压力调整至0.55MPa。然后将已经放上阀门的气雾剂罐移动到定位架上。打开封口旋钮开关，通过脚踏阀使封口机双气控换向阀换向，封口机升降气缸上腔进气、下腔排气，升降气缸活塞向下运动，封口头压紧罐子阀门。同时，由于封口气缸底部向下运动时触动封口信号阀，信号阀输出气压产生作用力到单气控换向阀，使封口气缸上腔进气，下腔排气，活塞向下动作，使封口爪撑开封住罐口。此时，封口机顶部的挡块会触动复位信号阀，信号阀输出气压产生作用力到双气控换向阀使其换向，让升降气缸活塞上升复位，单气控换向阀换向使封口气缸活塞上行，封口爪收缩复位。

设备生产能力较小，每小时的产量大概是1200~1800罐，适用于高度在450mm以内的气雾剂罐。

3. 抛射剂灌气机　灌气机主要由气缸、料缸、小气缸、灌气装置等组成，通过管路连接成封闭工作系统。

工作时，打开充气旋钮开关，通过脚踏阀使气体计量缸双气控换向阀换向，充气头在小气缸的作用下会向下压气雾剂罐的阀门，喷嘴将自动打开，使罐体内部与外界连通。同时气体计量缸动力气缸的上腔进气、下腔排气，动力气缸活塞推动抛射剂活塞下压，将抛射剂缸内的液态抛射剂经充气头从刚才被打开的喷嘴注入已封好口的气雾剂罐内。此时，由于动力气缸活塞下压会触发信号阀，信号阀输出气压产生作用力到气体计量缸双气控换向阀使其换向，并使充气头小气缸和动力气缸进、出气方向逆转，从而使充气头和计量缸复位，并且计量缸复位的同时会从钢瓶中吸入等量的气体，等待下次灌装。通过调节计量缸顶部的调节旋柄可改变计量缸中气缸定位活塞的高度，从而通过改变计量缸活塞的运动行程长短来改变灌装剂量的多少。

4. 增压泵　增压泵主要由泵体、高压油管及气动元件等组成。采用的是双进双出式的高效模式，并且进出管道的口径都较大，有利于提高生产效率。

工作时，增压泵在压缩空气和气动元件的控制下，会自动从钢瓶或储存气体的容器中吸入抛射剂，加压成液态，并输入到气体计量缸以备灌装。通过调节增压泵上气源压力可以控制液态抛射剂的压力。

三、设备操作

（一）开机前准备

1. 检查设备的清洁是否符合生产要求，是否有清场合格证。

2. 检查压缩空气储罐压力是否达到工作压力。

3. 检查微孔滤膜过滤器，应完好，如有损坏应及时更换。

4. 打开抛射剂泵阀门，打开抛射剂泵的压缩空气入口阀门，调节限压阀，调节压力为0.6~0.8MPa。

5. 检查各管路连接是否漏气，如有问题应立即解决。

6. 检查抛射剂泵液压活塞密封圈的磨损情况，如磨损较严重应立即更换。

7. 按生产工艺要求调节密封头高度使其与气雾剂罐的高度相适宜。

8．检查抛射剂泵的管路是否漏气，如有问题应立即解决。

9．检查灌装器的液压活塞、密封圈的磨损情况，如磨损严重应立即更换。

10．检查各管路是否有渗漏，如有问题应立即解决。

11．调节下料喷嘴的高度使其与气雾剂罐的灌装高度相适宜。

（二）开机操作

1．关闭压缩空气储罐的排气阀，打开送气阀，压缩空气储罐排出的高压气体进入抛射剂泵，使抛射剂泵的压力达到额定压力（0.6~0.9MPa）。

2．开启氟利昂钢瓶出口阀门，使氟利昂通过经过脱水处理的硅胶筒、分子筛及微孔滤膜，干燥过滤后的氟利昂进入抛射剂泵，开启抛射剂泵。

3．将灌注计量器上的螺帽拧松，拧开止回阀，关闭药液入口。然后松开测量夹头上的锁紧螺母，并转动手柄，调至所需灌装的体积后拧紧锁紧螺母。打开压缩空气储罐的入口阀，打开止回阀、阀帽上的锁紧螺母。点动操作，试灌几瓶，并用称重量的方法测量剂量是否准确。若剂量不准，则依此反复调整，直到剂量在每次计算装量范围内。调整好后可以进行连续生产完成药液的灌装。

4．开启抛射剂泵上的高压阀门，借助减压阀对辅助器压缩空气进行调节，通常将压力调至0.6~0.9MPa。

5．将灌装完毕并盖有阀门的气雾剂罐置于封口机构夹具下，踩脚踏板一次，并立即放开，阀门立即被密封上。通过手动阀操作使抛射剂填充阀复位。然后将密封好的气雾剂罐置于抛射剂灌注头下，踩脚踏板以下，此时抛射剂（即氟利昂）通过阀门被充入瓶中。若密封效果不好，可通过调节时间延迟及真空密封头装置来改善。

6．将灌装、密封好的药瓶置于43℃左右的热水浴中试漏，待一切正常后，则开始正常使用。

7．停机时，放去灌装机和抛射剂灌气机内的残水，生产结束按设备清洁规程做好清洁卫生，填写《实验仪器使用登记册》。

（三）操作注意事项

1．应在专门设置的厂房或者生产作业区域内进行生产，且厂房或者作业区域的安全设施符合国家相关规定。

2．在生产中应使用符合国家标准的气雾罐、阀门及原料。

3．若生产中涉及易燃易爆物质，厂房要严禁烟火、禁止使用手机、加强通风，防止易燃易爆气体积聚引发安全事故。

4．设备安装时应进行可靠的防静电接地措施。避免生产过程中的静电产生火花，而引发安全事故。

5. 灌装生产线应安装在远离其他用电设备的生产区域。

6. 定期检查气瓶、各阀门、管道、缸体等设备，特别是活动连接部位，若发现因密封材料老化或者连接不好产生漏气，应立即更换。

7. 生产完毕后，应关掉设备压缩空气和原料的阀门，需要进行回流处理的要及时进行回流操作。

8. 要定期进行成品检测，如发现漏气现象要及时停止生产，排除原因。

四、设备维护与保养

1. 生产中不要碰撞、折弯设备中的各种气管，以防止漏气。

2. 定期对设备做全面的清洁保养，仔细检查接头、阀门等元件是否漏气或损坏。

3. 气源三联件的油水分离器要注意勤排水，以防止水分进入气路，使各种阀芯生锈失灵，油雾器要勤加油。

4. 各运动部件应及时添加润滑油。

5. 要经常检查所有的紧固件，排除松动情况。

五、常见故障及排除方法

气雾剂灌装生产线常见故障及排除方法，见表17-1。

表17-1　气雾剂灌装生产线常见故障及排除方法

故障现象	产生原因	排除方法
灌液计量不准	1. 复位开关或信号阀漏气 2. 进料管过长 3. 压缩空气压力不稳 4. 液体气缸活塞松动	1. 更换复位开关或信号阀 2. 尽量缩短进气管 3. 检查空压机是否正常工作 4. 拆下气缸底座，拧紧螺丝
踩下脚踏阀，灌液机不灌液	复位开关或信号阀漏气	更换复位开关或信号阀
灌液头滴漏	1. 灌液嘴部有杂物 2. 灌液嘴堵头破损	1. 清洁灌液头 2. 更换堵头
封口头下降后未复位	1. 封口直径调节块未调到位 2. 封口信号阀漏气损坏 3. 台板高度过低，未触发封口信号阀	1. 调节封口直径调节块 2. 更换信号阀 3. 调节台板高度
封口不紧，漏气	1. 未调好封口直径 2. 封口接触高度未调好 3. 撑爪棒磨损 4. 封口时定位不准 5. 台板高度过高，封口头未压紧阀门	1. 重新调节封口直径 2. 重新调节封口接触高度 3. 更换撑爪棒 4. 校准罐子定位装置 5. 调节台板高度

续表

故障现象	产生原因	排除方法
封口时吊罐	1. 封口机升降气缸上端节气调节弯头调节过大 2. 撑爪棒螺丝松动	1. 适当调小 2. 拧紧撑爪棒螺丝
踩下脚踏阀，封口机无动作	1. 复位开关或信号阀漏气 2. 封口机升降气缸上端节气调节弯头调节过小 3. 气缸润滑不良	1. 更换复位开关或信号阀 2. 适当调大 3. 向气缸中加入润滑油
封口后阀门被压变形	1. 封口直径调节块调节太靠上，使撑爪棒伸出封口爪过多 2. 台板高度较低	1. 调节封口直径调节块 2. 适当调高台板高度
充气时充气头未复位	1. 充气头小气缸上的节气调节弯头调节过小或关紧 2. 充气头台板过高 3. 脚踏阀串气 4. 气体计量缸信号阀串气	1. 调大充气头节气调节弯头 2. 调节台板高度 3. 更换脚踏阀 4. 更换信号阀
灌装时，充气头漏气	1. 充气嘴底部的橡胶垫圈破损 2. 充气嘴顶销润滑不好	1. 更换橡胶垫圈 2. 适当添加润滑油
未灌装时，充气头漏气	1. 充气头里的四氟垫片上有杂物或垫片破损 2. 充气头密封圈破损	1. 清除杂物、更换垫片 2. 更换密封圈
充气时计量精度不准	1. 压缩空气压力不稳定 2. 计量缸中密封件损坏	1. 检查维修空压机 2. 更换密封件
踩脚踏阀，充气头下降后未充气或充气量很少就复位；或气体计量缸不动作	复位开关或信号阀漏气	更换复位开关或信号阀
气体计量缸中间排气孔漏空气	动力气缸底座朝上的Y型圈磨损或变形破损	更换Y型圈
气体计量缸中间排气孔漏液化气	动力气缸底座朝下的Y型圈磨损或变形破损	更换Y型圈

【工序操作考核】

气雾剂灌装生产线工序操作考核标准，见表17-2。

表17-2　气雾剂灌装生产线工序操作考核标准

项目	技能要求	考核得分			
		分值	自评	组评	教师评价
零部件辨认	能正确辨认设备零部件名称	10			
生产前检查	环境、温度、相对湿度、储存间、操作间设备状态标志	10			

续表

项目	技能要求	分值	考核得分		
			自评	组评	教师评价
安装、检查	1. 检查各连接部位是否有变形漏气现象，螺丝是否紧固 2. 检查气压是否达到要求 3. 接通电源，空机试运行	15			
质量控制	1. 装量控制在规定范围内 2. 扎盖牢固美观，无泄漏	15			
记录与状态标志	1. 生产记录完整、适时填写 2. 适时填写、悬挂、更换状态标志	20			
生产结束清场	1. 清理产品：交中间站 2. 清洁生产设备：顺序正确 3. 清洁工具和容器 4. 清洁场地	10			
安全	听从教师指挥、安排	10			
其他	正确回答气雾剂灌装中常见的问题	10			
合计		100			

| 第五部分 |

中药制药生产设备使用与维护

实训十八　多功能中药提取罐

【实训目的】

掌握多功能中药提取罐的正确操作及维护保养方法。

【设备、材料和工具】

TNH-50小型提取浓缩罐；中药粉末、淀粉；维修工具箱。

【实训内容】

一、设备概述

多功能中药提取罐是目前生产中普遍采用的一种可调压力、温度的密闭间歇式多功能提取设备。由于其可用于水煎煮提取、热回流提取、溶剂回收、强制循环提取等多种操作，故称之为多功能提取罐。

二、设备结构与工作原理

多功能中药提取罐主要由提取部分、浓缩部分和溶剂回收部分组成。中草药溶液在夹套电加热下进行蒸煮，然后经过冷凝冷却器而完成蒸煮和提取工艺。通过油水分离器作用，本提取装置可以回收芳香油。如采用醇提工艺，则可以回收浓度为50%左右的乙醇。提取时开启回流阀，热态溶剂回流至提取罐、热态溶剂与药材之间的溶解浓度差加速药材有效部分的进一步溶解。浓缩液在浓缩器内反复进行加热蒸发，直至达到所需浓度要求。

多功能中药提取罐的特点是浓缩部分的新工艺替换了传统的散口浓缩，可以蒸发锅中的二次蒸汽实行冷却后制取蒸馏水。

多功能中药提取罐的工作原理是提取液通过管道过滤器经物料泵抽入浓缩器内，加热后产生的二次蒸汽进入冷凝冷却器进行冷凝冷却成液体，进入溶剂回收（用乙醇溶液浸泡药材时，溶剂罐回收的是乙醇）。

小型提取浓缩罐结构见图18-1。

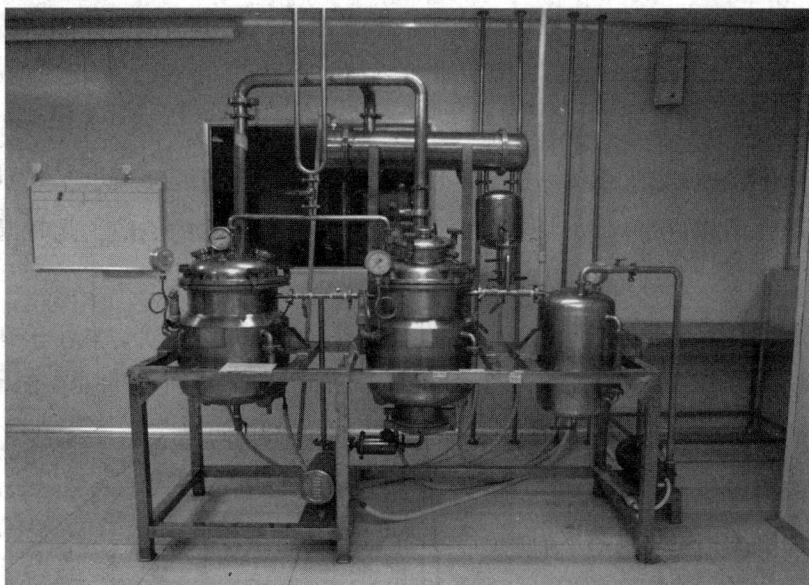

图18-1 小型提取浓缩罐

三、设备操作

（一）生产前准备

1. 查看生产环境、设备、工具，应清洁干净。

2. 确认机器电源连接完好，各电源线紧固无脱落。

3. 确认各压力表、流量计及在线仪表在有效期内。

4. 加清水、通电、加热循环洗锅。

（二）开机操作

1. 中草药从投料口加入后进水稀释；中草药与水比例为1∶10（重量）、水溶液高度约为主罐高度的2/3为宜，以保持物料足够的蒸发空间，利于加快蒸发速度，此时提取主罐通电加热并控制夹套蒸汽压力在0.09MPa以内，即进入了煎煮工艺。

2. 提取主罐内药液沸腾时，开启由提取主罐进入冷凝器的二次蒸汽进口阀，同时关闭由浓缩器进入冷凝器的二次蒸汽进口阀，开启冷凝冷却器冷水进口阀门和回流阀门进行热回流循环提取。

3. 提取罐内药液沸腾40~50分钟后，打开提取器药液出口阀，开启物料泵，药液通过视筒和管道过滤器进入浓缩器内，直到提取罐内热的药液全部抽完。此时关闭出料阀门，浓缩器通电加热并控制夹套蒸汽压力在0.09MPa以内，开启由浓缩器进入冷凝冷却器的二次蒸汽进口阀，开启真空泵进行低温浓缩，可提高物料的浓缩速度，并能有效保证热敏性物料的药效性。浓缩产生的二次蒸汽经浓缩器的除沫器后进入冷凝冷却器冷凝、冷却，最后回流入提取主罐或溶剂回收罐。

4. 浓缩器蒸发产生的二次蒸汽经冷凝冷却器不断进行冷凝冷却并回收，物料继续进行浓缩，直至浓缩成所需比重（1.05~1.25）的流浸膏排出，为下道工序备用。

5. 乙醇作溶媒进行提取时，可以回收浓度为50%左右的乙醇。此时提取罐内温度一般为60~70℃，并维持恒定。

6. 提取含有芳香油的中草药，可通过提取器回收少量芳香油，此工艺在常压煎煮过程中实现，此时应关闭溶剂罐进口，打开芳香油出口，直到出油时（可由玻璃管观察），开启回流口少许，芳香水回流主罐内，芳香油不断排出。

（三）关机操作

1. 关闭电源，关闭设备所有阀门，开排汽阀门将余汽排净。

2. 开放料阀，将药液放至贮液罐内贮存备用。

3. 清理药渣。

4. 清洗蒸煮罐、加热器、蒸发器及其附件，填写《实验仪器使用登记册》。

四、设备维护与保养

1. 使用单位应结合生产具体情况制订操作规程并严格执行。

2. 每班生产后用水清洗一次，可在加热情况下循环几分钟，然后放净清洗液。

3. 至少每周清洗一次提取罐、浓缩器和溶剂回收罐内壁，清除污垢，并用清水冲洗。

4. 定期校验压力表、真空表、温度计、安全阀等仪表阀门。

五、常见故障及排除方法

中药多功能提取罐常见故障及排除方法，见表18-1。

表18-1 中药多功能提取罐常见故障及排除方法

故障现象	产生原因	排除方法
出渣门密封泄漏	密封胶条老化；锁扣调节滑块脱落；出渣门使用变形	更换胶条；调节滑块紧至滑块能锁钩头；调节万向轴，松开螺栓，适当加垫片调整
出渣门关不上	连动轴承缺油不灵活；门不正；连动杆变形整体下垂	定期加油；调整万向轴及外管道连接；调整或更换连动杆
关闭蒸气阀门后温度依然上升	阀门关闭不严	修理或更换阀门
出液不畅	出渣门滤网堵塞	改变工艺或采取过滤气体反吹
系统正常提取温度上不去	蒸气压力表不准；温度不准	更换压力表；更换温度表

【工序操作考核】

提取工序操作考核标准，见表18-2。

表18-2　提取工序操作考核标准

项目	技能要求	分值	自评	组评	教师评价
			考核得分		
零部件辨认	能正确辨认中药多功能提取罐零部件名称	10			
生产前检查	环境、温度、相对湿度、储存间、操作间设备状态标志	10			
安装、检查	1. 开启相应阀门 2. 接通电源	15			
质量控制	提取收得率符合工艺要求	15			
记录与状态标志	1. 生产记录完整、适时填写 2. 适时填写、悬挂、更换状态标志	20			
生产结束清场	1. 清理产品：交中间站 2. 清洁生产设备：顺序正确 3. 清洁工具和容器 4. 清洁场地	10			
安全	听从教师指挥、安排	10			
其他	正确回答中药提取中常见的问题	10			
合计		100			

| 第六部分 |

生物制药生产设备使用与维护

实训十九 生物反应器设备

【实训目的】

掌握微生物发酵罐的正确操作及维护保养方法。

【设备、材料和工具】

机械搅拌发酵罐；菌种；维修工具箱。

【实训内容】

一、设备概述

微生物发酵罐是微生物大量生长繁殖的空间，是一类重要的生物反应器。根据结构不同，可分为好氧式发酵罐和厌氧式发酵罐。在生物制药工业中所使用的主要是好氧式发酵罐，又称通风发酵罐。通风发酵罐可分为机械搅拌通风发酵罐、气升式发酵罐、自吸式发酵罐、鼓泡塔式发酵罐等类型。目前应用比较广泛的是机械搅拌通风发酵罐、气升式发酵罐。

二、设备结构与工作原理

设备主要由发酵罐体、管路系统、控制系统组成，如图19-1所示。机械搅拌通气发酵罐由直筒体、上封头、下封头、挡板、搅拌器、轴封、换热器、空气分布器等部件组成；发酵罐的管路系统由上水管路、空气管路、蒸气管路、循环水管路和下水管路组成；控制系统有pH、溶氧浓度、温度、搅拌速度罐体压力、泡沫高度等监测和自动调控仪，实现自动控制。

设备是利用机械搅拌器的作用，使空气和发酵液充分混合，促进氧的溶解，以保证供给微生物生长繁殖和代谢所需的溶解氧。它是借搅拌涡轮输入混合以及相际传质所需要的功率。

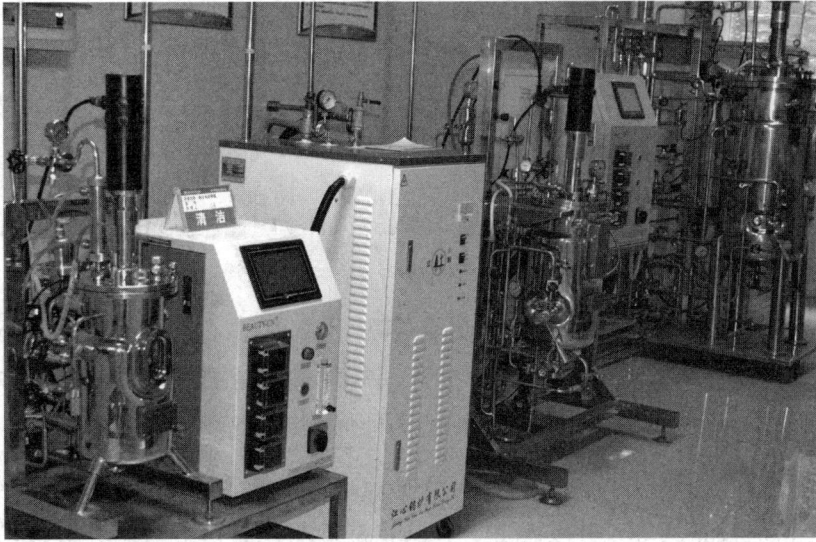

图19-1　机械搅拌通气发酵罐

三、设备操作

（一）开机前准备

1. 检视设备状态标志、清洗消毒标志，确认设备允许使用。

2. 检查蒸气管道、阀门、电机、电源、空气分过滤器是否有泄漏点或接通。

3. 检查发酵罐轴封、夹层、搅拌、视镜阀是否正常。

4. 用饮用水清洁机器内、外壁。

5. 用蒸汽空消发酵罐设施及相关管道系统。

6. 拧开投料口盖螺栓，启动饮用水泵电源按钮，按工艺要求加入饮用水和投入生产用原、辅料，拧紧投料口盖螺栓。

7. 关循环水进水阀，开排水阀，将夹层储水排干净。

8. 检查机器各部分紧固件是否松动和齐全。

（二）开机操作

1. 置设备状态标志为使用状态。

2. 启动搅拌控制键按钮。

3. 空气分过滤器灭菌。

4. 关空气进气阀，开排气阀，待压力降为零。

5. 开蒸汽进气阀，排气阀开1/4圈，压力升至0.2MPa时，进入实罐灭菌。

6. 开发酵罐蒸气进汽阀、空气分过滤器入罐阀、取样管入罐阀、视镜阀、排气阀，拧松接种口盖，通入蒸汽进行升压、升温。

7. 罐内压力升至0.12~0.14MPa、温度升至120~124℃开始计时，灭菌30分钟。

8. 在灭菌过程中随时调节进、排气阀稳压，并做好原始记录。

（三）操作注意事项

1. 在消毒过滤器时，流经空气过滤器的蒸气压力不得超过0.17MPa，否则过滤器滤芯会被损坏，失去过滤能力。

2. 在发酵过程中，应确保罐压不超过0.17MPa。

3. 在实消过程中，夹套通蒸气预热时，必须控制进汽压力在设备的工作压力范围内（不应超过0.2MPa），否则会引起发酵罐的损坏。

4. 在空消及实消时，一定要排尽发酵罐夹套内的余水。否则可能会导致发酵罐内筒体压扁，造成设备损坏；在实消时，还会造成冷凝水过多导致培养液被稀释，从而无法达到工艺要求。

5. 在空消、实消结束后冷却过程中，严禁发酵罐内产生负压，以免造成污染，甚至损坏设备。

6. 在发酵过程中，发酵罐的罐压应维持在0.03~0.05MPa，以免引起污染。

7. 在各操作过程中，必须保持空气管道中的压力大于发酵罐的罐压，否则会引起发酵罐中的液体倒流进入过滤器中，堵塞过滤器滤芯或使过滤器失效。

四、设备维护与保养

1. 如进气管与出水管接头漏气，当旋紧接头不解决问题时，应添加或更换填料。

2. 压力表与安全阀应定期检查，如有故障要及时调换或修理。

3. 清洗发酵罐时，请用软毛刷进行刷洗，不要用硬器刮擦，以免损伤发酵罐表面。

4. 配套仪表应每年校验一次，以确保正常使用。

5. 电器、仪表、传感器等电气设备严禁直接与水、汽接触，防止受潮。

6. 设备停止使用时，应及时清洗干净，排尽发酵罐及各管道中的余水；松开发酵罐盖子及手孔螺丝，防止密封圈产生永久变形。

7. 操作平台、恒温水箱等碳钢设备应定期（一年一次）刷油漆，防止锈蚀。

8. 经常检查减速器油位，如润滑油不够，需及时增加。

9. 定期更换减速器润滑油，以延长其使用寿命。

10. 如果发酵罐暂时不用，则需对发酵罐进行空消，并排尽罐内及各管道内的余水。

五、常见故障及排除方法

发酵罐常见故障及处理方法，见表19-1。

表19-1　发酵罐常见故障及处理方法

故障现象	产生原因	排除方法
关闭阀门，罐压不能保持	1. 罐盖的紧固螺钉没有拧紧或螺钉的松紧度不一样 2. 密封圈损坏或接口处有缝隙 3. 管道接头或阀门漏气 4. 机械密封磨损	1. 拧紧螺钉，保持松紧度一致 2. 检查密封圈或更换 3. 拧紧螺母或更换 4. 更换密封装置
蒸气灭菌时，升温太慢	蒸气压力低，供气量不足	检查电加热管是否烧坏
发酵液从空气管路中倒流	误操作所致	注意操作
温控失灵	1. 传感器或引线损坏 2. 仪表损坏	1. 检查传感器 2. 检查仪表或更换
溶解氧太低	1. 供气量不足 2. 过滤器堵塞 3. 管道阀门漏气	1. 开大阀门或提高供气压力 2. 检查过滤器，更换滤芯 3. 检查管道阀门
pH显示失灵	1. pH电极损坏 2. pH电极堵塞	1. 查pH电极或更换 2. 洗电极
溶解氧显示失灵	溶解氧电极膜损坏	更换膜

【工序操作考核】

发酵工序操作考核标准，见表19-2。

表19-2　发酵工序操作考核标准

项目	技能要求	分值	自评	组评	教师评价
		考核得分			
设备结构辨识	能正确辨识发酵罐主要部件名称并能说出其功能	10			
生产前检查	检查并能正确判断环境、温度、相对湿度是否符合要求，能识别储存间、操作间设备状态标志并能正确更换	10			
生产操作	能规范操作发酵罐	15			
质量控制	发酵液符合要求	15			
记录与状态标志	1. 生产记录适时填写、完整无差错 2. 适时填写、悬挂、更换状态标志	20			

项目	技能要求	考核得分			
		分值	自评	组评	教师评价
清场	1. 清理产品：交中间站	10			
	2. 清洁生产设备：顺序正确，洁净度达到要求				
	3. 清洁工具和容器				
	4. 清洁场地				
安全	听从教师指挥、安排	10			
其他	正确回答微生物发酵中常见的问题	10			
合计		100			